L'ENSEIGNEMENT DE LA CHIRURGIE A BORDEAUX

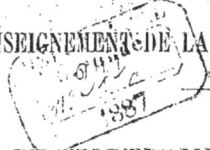

STATISTIQUE RAISONNÉE

DU SERVICE DE

CLINIQUE CHIRURGICALE

DE M. LE PROFESSEUR DEMONS

A L'HOPITAL SAINT-ANDRÉ DE BORDEAUX, PENDANT L'ANNÉE 1887-1888

PAR

Le Dʳ Henri LAMARQUE

ANCIEN INTERNE DES HÔPITAUX
SECRÉTAIRE ET LAURÉAT DE LA SOCIÉTÉ D'ANATOMIE ET DE PHYSIOLOGIE DE BORDEAUX

BORDEAUX

IMPRIMERIE G. GOUNOUILHOU

11, — RUE GUIRAUDE, — 11

—

1889

L'ENSEIGNEMENT DE LA CHIRURGIE A BORDEAUX

STATISTIQUE RAISONNÉE

DU SERVICE DE

CLINIQUE CHIRURGICALE

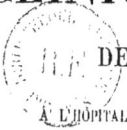

DE M. LE PROFESSEUR DEMONS

À L'HÔPITAL SAINT-ANDRÉ DE BORDEAUX, PENDANT L'ANNÉE 1887-1888

PAR

Le Dʳ Henri LAMARQUE

ANCIEN INTERNE DES HÔPITAUX
SECRÉTAIRE ET LAURÉAT DE LA SOCIÉTÉ D'ANATOMIE ET DE PHYSIOLOGIE DE BORDEAUX

BORDEAUX

IMPRIMERIE G. GOUNOUILHOU

11, — RUE GUIRAUDE, — 11

1889

A LA MÉMOIRE DE MON PÈRE

A MA MÈRE

A MES PARENTS, A MES AMIS

A MES MAITRES

INTRODUCTION

Le 17 mars 1887, M. le Dr Demons, récemment nommé professeur de clinique chirurgicale à la Faculté de médecine de Bordeaux, inaugurait ses leçons cliniques par une remarquable étude de la chirurgie dans cette ville, et montrait qu'elle occupait un rang des plus enviables. Ce rang, elle le garde encore aujourd'hui; c'est ce que nous, élèves de l'école de Bordeaux, avons pu souvent constater, et c'est ce que nous voudrions que l'on sût bien.

Ayant eu la bonne fortune de pouvoir passer une année comme interne dans le service de M. le professeur Demons, nous avons vu quelles ressources nous étaient fournies par le grand nombre de malades passant sous nos yeux et par les nombreuses opérations auxquelles il nous était donné de coopérer, et nous ne fûmes pas peu surpris d'entendre, lors du projet de création d'une école de santé militaire, les véhémentes critiques faites par une Faculté rivale de l'enseignement clinique de Bordeaux.

C'est à ce moment que nous est venue l'idée de ce travail, que nous avons pris comme sujet de notre thèse inaugurale, pour réfuter par des faits des attaques malveillantes et pour soutenir la gloire de l'école dont nous nous honorons d'être l'élève.

On verra combien, dans une seule année et dans un seul service hospitalier, se sont présentés de cas divers et intéressants, et combien d'interventions armées ont pu être dirigées contre l'élément morbide. Ces cas seuls constitueraient un enseignement des plus sérieux. Que dire alors des autres éléments d'instruction puisés dans les autres services de clinique, et qui sont aussi nombreux puisque, dans l'amphithéâtre de clinique chirurgicale de MM. les professeurs Lanelongue et Demons, il ne s'est pas pratiqué, pendant l'année 1888, moins de 364 opérations? Je ne veux que citer le service si actif de clinique chirurgicale infantile, où M. le professeur agrégé Piéchaud obtient de remarquables succès.

Que dire enfin des sources multiples d'instruction que les élèves peuvent puiser dans les nombreux services hospitaliers, où un nombre tout aussi considérable de malades se succèdent constamment?

C'est en répondant par des faits irréfutables que nous prétendons défendre notre Faculté et rendre hommage au savoir de nos maîtres, en les remerciant de tout le dévouement qu'ils mettent à nous apprendre l'exercice de notre art.

Je voudrais pouvoir les remercier tous ici individuellement de toutes les preuves d'affection qu'ils m'ont témoignées pendant le cours de mes études médicales; qu'ils veuillent bien recevoir l'expression de ma plus profonde gratitude et de mon entier dévouement.

Qu'il me soit permis cependant d'adresser un hommage

particulier à M. le professeur Picot, mon premier maître dans les hôpitaux.

Je suis heureux également de pouvoir acquitter une dette de reconnaissance envers MM. les professeurs agrégés Piéchaud et Pousson, qui m'ont prodigué maintes fois des preuves de la plus bienveillante amitié.

Enfin, que mon cher maître, M. le professeur Vergely, veuille bien me pardonner de quitter sitôt son service hospitalier, que son affabilité rend si agréable à suivre et qu'il a su faire si instructif pour ses élèves par des causeries familières de tous les jours.

J'ai divisé mon travail en trois parties.

La première est le relevé complet de tous les malades passés dans les salles 18 et 9. On verra quelles ont été les affections le plus fréquemment observées, le mode de traitement employé et les résultats obtenus.

Dans la seconde partie sont énumérées les diverses opérations faites pendant la période de temps que j'ai passé dans ce service.

Enfin, j'ai cru bon, dans une troisième partie, de donner, aussi résumées que possible, les observations contenant quelque fait particulier ou intéressant.

Je ne dois pas oublier, en terminant, M. le professeur agrégé Denucé, qui a dirigé le service pendant les mois d'août et de septembre, ni M. le Dr Princeteau, chef de clinique, avec lequel j'ai eu de si bons rapports pendant toute cette année.

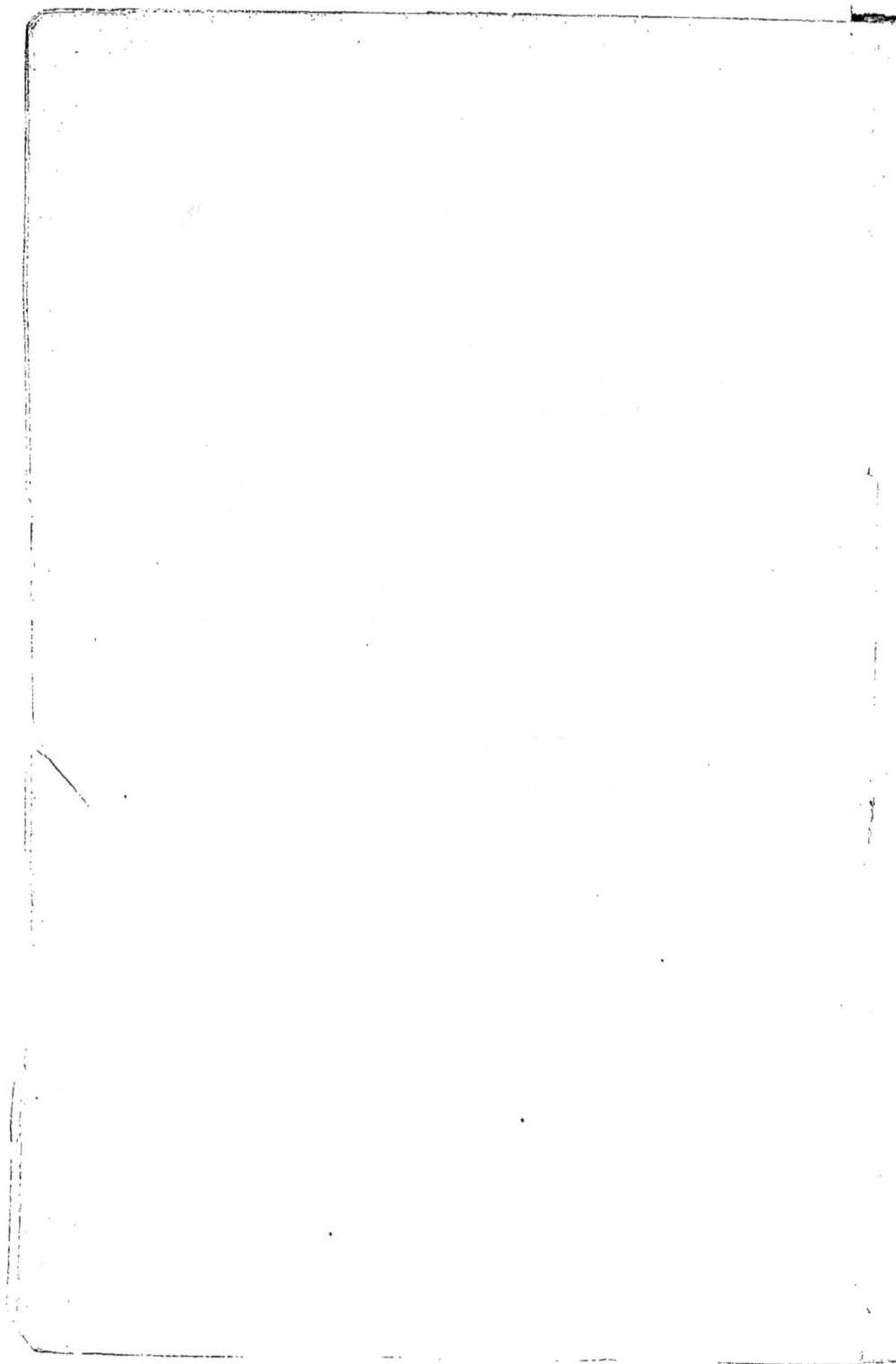

STATISTIQUE RAISONNÉE

DU SERVICE DE

CLINIQUE CHIRURGICALE

DE M. LE PROFESSEUR DEMONS

PREMIÈRE PARTIE

STATISTIQUE GÉNÉRALE

Le service de clinique chirurgicale de M. le professeur Demons à l'hôpital Saint-André de Bordeaux se compose de la salle d'hommes n° 18, contenant 38 lits, et de la salle de femmes n° 9, renfermant 26 lits, soit en tout 64 lits. A ce nombre il faut ajouter le service tout à fait irrégulier et accidentel des différentes catégories de malades payants, ayant le droit de choisir le médecin ou chirurgien dont ils veulent recevoir les soins. Nos calculs nous ont amené à considérer que le nombre de ces malades a représenté pour nous la valeur de deux lits permanents, soit un total de 66 lits.

Pendant la période de temps que nous avons passé dans ce service, c'est-à-dire du 1er novembre 1887 au 1er novembre 1888,

731 malades se sont succédé dans ces lits, se répartissant en 559 hommes et 172 femmes.

Sur ce nombre total nous avons eu 34 décès, soit une proportion de 4,79 0/0.

Ces décès sont les uns dus aux grands traumatismes accompagnés de désordres considérables, ou à leurs complications; d'autres, et c'est le plus grand nombre, sont fournis par de malheureux malades atteints de maladies incurables, de tumeurs malignes et qui sont venus attendre dans nos salles la fin de leurs souffrances; enfin, dans une troisième catégorie se rangent les décès survenus à la suite d'intervention chirurgicale, les morts opératoires.

Nous n'insisterons pas ici sur ces dernières, car nous réservons pour la seconde partie de notre travail tous les cas où il y a eu intervention opératoire. Nous dirons seulement que ces décès représentent le quart de la mortalité totale, soit un chiffre de 10 morts sur 236 opérations, ce qui fait une proportion de 4,2 0/0.

Encore ce chiffre pourrait-il être abaissé à 2,9 0/0 si on éliminait les interventions faites *in extremis* et auxquelles ne doit pas être attribuée l'issue fatale. En ne tenant pas compte de ces considérations et en nous basant uniquement sur les résultats bruts donnés par les chiffres, nous voyons que le chiffre de 4,2 0/0 ne s'éloigne pas sensiblement de la dernière statistique de M le professeur Trélat et qui donne, elle, la proportion de 4,1 0/0 (16 morts sur 386 opérés) [1]. Elle est même bien plus satisfaisante que celle de M. Terrier, qui pendant l'année 1888 a 22 décès sur 357 opérations, soit une proportion de 6 0/0. M. Terrier, après discussion de ces décès, montre que la mortalité vraiment due à l'intervention n'est que de 3,65 0/0. Ici

[1] V. *Bulletin médical*, 25 nov. 1888, p. 1547. — Trélat, Statistique des opérations pratiquées à l'hôpital de la Charité pendant l'année 1887-1888. (Leçon d'ouverture.)

encore notre chiffre est inférieur, puisque, en nous plaçant dans les mêmes conditions, nous arrivons au chiffre de 2,9 0/0 [1].

Nous reviendrons en détail sur ces chiffres dans notre seconde partie : voyons maintenant comment se répartissent les 731 malades passés sous nos yeux.

En première ligne se placent les lésions traumatiques, qui nous ont donné 140 observations, presque toutes fournies par le sexe masculin.

Immédiatement après arrivent les lésions osseuses représentées par 123 cas, parmi lesquels nous trouvons 80 observations de fractures; puis viennent les maladies des organes génito-urinaires, avec 99 observations réparties à peu près également dans les deux sexes.

Viennent ensuite 69 cas de maladies du tube digestif, puis les maladies des articulations, des vaisseaux et de la peau avec 65, 64 et 54 observations.

Les autres organes ne fournissent qu'un nombre plus restreint de cas, dont on se rendra compte en jetant un coup d'œil sur le tableau n° 1.

[1] V. *Progrès médical*, 23 fév. 1889, p. 137. — Félix Terrier, Statistique des opérations faites à l'hôpital Bichat pendant l'année 1888.

TABLEAU N° 1.

NATURE DE L'AFFECTION	SEXES		NOMBRE TOTAL	MORTALITÉ
	MASCULIN	FÉMININ		
Lésions traumatiques	123	17	140	3 (21 °/₀)
Maladies de la peau et du tissu cellulaire......................	41	13	54	1
Maladies des vaisseaux	47	17	64	4
Maladies du système nerveux	8	2	10	1
Maladies des organes des sens......	2	1	3	»
Maladies des os	99	24	123	5
Maladies des articulations	50	15	65	»
Maladies du tube digestif :				
partie sus-diaphragmatique	11	6	17	1
partie sous-diaphragmatique ...	41	11	52	6
Maladies des organes respiratoires..	3	1	4	»
Maladies des organes génito-urinᵣₑₛ.	54	44	98	9
Maladies de la mamelle...........	»	20	20	1
Maladies des régions :				
tête et cou.................	7	10	17	1
tronc.....................	4	3	7	»
membre supérieur...........	4	1	5	»
membre inférieur	4	4	8	1
Syphilis......................	5	1	6	»
Rhumatisme	»	1	1	»
Rachitisme....................	1	»	1	»
Divers........................	27	8	35	»
TOTAL.......	559	172	731	39

CHAPITRE I

Lésions traumatiques.

Nous commencerons cette revision par la grande classe des lésions traumatiques, qui ne nous fournit pas moins de 140 observations; et encore ce chiffre ne renferme-t-il pas tous les accidents traumatiques, car pour les citer tous il faudrait ajouter les fractures, luxations, entorses, les diverses inflammations articulaires, et bien d'autres encore qui ont souvent pour point de départ un traumatisme. Mais cette manière de faire nous ferait tomber dans la confusion la plus grande, tandis qu'en groupant les différentes affections d'un même appareil, d'un même organe, on rapproche des symptômes souvent identiques, des processus analogues et on crée ainsi une classification plus naturelle. C'est la marche que nous suivrons, passant en revue et successivement tous les organes, sauf à revenir ensuite sur certains points qui nous paraîtront devoir être mis en lumière : c'est ainsi, par exemple, que nous rassemblerons dans un chapitre commun les diverses manifestations de la diathèse tuberculeuse, montrant ainsi sa plus ou moins grande fréquence sur tel ou tel organe; c'est ainsi que nous réunirons toutes les observations de tumeurs et que nous contribuerons à faire voir l'affinité de certaines formes pour certains organes.

Sous la dénomination de lésions traumatiques, nous ne comprendrons que les accidents généraux déterminés par les agents extérieurs, et nous diviserons les 140 observations rentrant dans ce cadre de la façon suivante :

Plaies par instruments tranchants..	11 cas.	(1 mort.)
Plaies par armes à feu............	7 —	
Contusions....................	70 —	
Plaies contuses................	29 —	
Morsures.....................	3 —	
Ulcères d'origine traumatique.....	3 —	
Brûlures	15 —	(2 morts.)
Accidents des cicatrices..........	1 —	
TOTAL..........	140 cas.	

Le sexe masculin est représenté par 123 observations, 17 seulement appartenant au sexe féminin sur une proportion de 13,8 0/0.

Les décès s'élèvent à 3, soit 2,1 0/0.

Nous n'avons pas fait entrer dans ce chapitre les contusions graves de la tête ayant amené des désordres du côté du cerveau ; il nous a paru rationnel de faire rentrer le cas de commotion cérébrale dans les maladies du système nerveux.

Plaies par instruments tranchants. — Onze cas, dont une mort, occasionnés par des agents vulnérants divers et sur lesquels nous ne nous étendrons pas. Au point de vue du siège, les régions intéressées ont été: la face, 1 fois ; la poitrine, 1 ; la main et les doigts, 6 ; les deux avant-bras, 1 ; la jambe 1 (roseau) ; le pied, 1.

Sans nous étendre plus longtemps sur ces cas qui n'offrent aucun intérêt, disons que dans un cas seulement nous avons eu une complication sérieuse : il s'agissait d'un homme qui, s'étant donné volontairement un coup de couteau et s'étant fait une plaie pénétrante de poitrine au niveau du quatrième espace intercostal gauche, à cinq centimètres du sternum, a eu le cinquième jour un pneumo-hydrothorax ayant fait craindre une issue funeste. Cependant, sous l'influence des révulsifs énergiques, l'épanchement put se résorber peu à peu et le malade quitter l'hôpital quelque temps après.

Dans un autre cas, encore un suicide, la terminaison a été fatale : il s'agissait d'un homme de soixante-dix ans, qui s'était sectionné transversalement les deux avant-bras à la partie moyenne. A son arrivée dans la salle, il était à peu près exsangue, et quand on écartait les lèvres de la plaie, le sang ne sortait qu'en bavant des artères sectionnées : le malade mourait peu d'instants après.

Plaies par armes à feu. — Sept cas :

Thorax, 3. — Bras, 1. — Avant-bras, 1. — Région sus-hyoïdienne, 1. — Fesse, 1.

Les trois blessures du thorax ont été occasionnées par des balles de petit calibre (carabine Flobert, 1 ; revolver, 2). Elles sont le résultat de tentatives de suicide, et comme dans la plupart des cas, il n'y a même pas eu plaie pénétrante. La balle, dirigée obliquement, ne fait qu'effleurer les téguments. Elle se loge dans le premier cas à quelques centimètres de la plaie, dans le second elle va jusque dans la région de l'aisselle, enfin dans le troisième elle ressort après avoir sectionné les téguments sur une étendue de sept centimètres.

Dans ces trois cas, le siège de la blessure se trouvait au niveau des troisième et quatrième espaces intercostaux.

Les autres cas présentent un intérêt beaucoup plus grand : dans la plaie de l'avant-bras il s'agit d'une cartouche explosible, d'un pétard destiné aux signaux du chemin de fer, qui fait explosion entre les mains d'un employé ; les téguments de l'avant-bras sont fortement contusionnés et les artères radiales et cubitales intéressées, d'où une hémorragie abondante. Malgré la ligature de ces vaisseaux, l'hémorragie continue : la ligature de l'artère humérale n'est pas suivie de plus de succès et l'amputation du bras au tiers inférieur est nécessaire; l'opération ne présente rien de particulier et le blessé peut quitter l'hôpital au bout de quelque temps.

Dans la plaie du bras, les phénomènes sont encore plus curieux : il s'agit d'un homme de vingt-neuf ans, qui reçoit un coup de revolver à la partie inférieure du bras gauche. Le bras est traversé de part en part. Hémorragie abondante arrêtée par l'amadou et une forte compression; encore les compresses sont-elles fortement imbibées de sang quand le pansement est défait le lendemain. La cicatrisation se fait d'une façon normale, mais, quelques jours après, M. Demons, en examinant le siège du traumatisme, constate la présence d'une tumeur grosse comme un œuf de pigeon et animée de pulsations : il s'agit là d'un anévrysme occasionné par la blessure de l'artère humérale ou de quelque branche importante. Sous l'influence d'un pansement compressif, cette tumeur s'affaisse, et quelques jours après il ne reste plus qu'une petite masse empâtée. Mais ce n'est pas tout, et au-dessus d'elle, à environ un centimètre, on trouve une autre petite tumeur de la grosseur d'un petit grain de maïs, dont la pression est douloureuse et provoque des fourmillements dans les doigts. C'est, selon toute vraisemblance, un névrome.

Voilà donc une balle qui, dans son trajet, blesse une artère et un tronc nerveux, et détermine la formation simultanée d'un anévrysme diffus guérissant spontanément, et d'un névrome. Mais là ne s'arrête pas l'intérêt de cette observation : dans l'avant-bras et la main il existe une zone d'anesthésie dont la disposition est très bizarre, et que l'on trouvera représentée dans la première des figures qui accompagnent notre observation I. Peu à peu la sensibilité revient presque normale da ns la région atteinte, en même temps que le névrome devient d e moins en moins douloureux à la pression. (Obs. I.)

La plaie du menton est due à un suicide : il s'agit d'un homme de vingt-trois ans, qui se tire un coup de fusil de chasse dans le menton. Elle montre combien la nature, aidée d'une succession d'interventions fortuites, peut réparer les dél abrements les plus considérables. (Obs. II.)

Enfin, dans le septième cas, le blessé avait reçu, en voulan t sauter un fossé, la charge de son fusil dans la fesse droite. Cette observation est, comme la précédente, un bel exemple de réparation complète malgré de grands délabrements, tels que la blessure de la vessie, la rupture de l'urètre et la dilacération complète du scrotum et des enveloppes de la verge, et, quoiqu'un érysipèle ayant suivi absolument toute la surface du tégument externe soit venu compliquer la situation ; elle mérite d'être rapportée en entier. (Obs. III.)

Plaies contuses. Contusions. — Cent trois cas (95 hommes, 8 femmes) se répartissant ainsi :

Contusions....................	70 cas.
Plaies contuses.................	29 —
Morsures..............	3 —

Les causes sont : des coups, des chutes, des écrasements entre deux corps résistants. Au point de vue du siège nous trouvons par ordre de fréquence :

Jambe, 18 cas. — Thorax, 14. — Pied, 12. — Orteils, 7. — Doigts, 7. — Main, 6.—Face, 5.—Tête, 5.— Lombes, 5.— Hanche, 4.— Genou, 4. — Cuisse, 3. — Abdomen, 3. — Bras, 3. — Coude, 2. — Oreilles, 2. — Périnée, 1. — Multiples, 2.

Comme complication, nous citerons deux cas de gangrène

2

du gros orteil, le sphacèle des téguments de la jambe; un cas de congestion pulmonaire à la suite d'une contusion du thorax, une plaie de la veine saphène interne, une lymphangite de la jambe avec raideur articulaire et une paralysie des muscles innervés par le radial à la suite d'une chute sur le coude.

Mais le seul fait vraiment intéressant est celui d'un homme chez lequel la chute d'un poids énorme sur l'abdomen fut la cause d'une hernie traumatique des plus curieuses. (Obs. IV.)

Enfin je ne puis, en terminant, passer sous silence un cas de décollement complet de toute la paume de la main, et qui s'est réparé avec une merveilleuse facilité. Il s'agissait d'un homme de vingt et un ans, tombé d'une charrette le 16 novembre, et dont la main droite avait été prise sous la roue. Toutes les parties molles de la paume avaient été décollées et les tissus horriblement contus. Il était impossible de rien reconnaître en soulevant les lambeaux, si ce n'est les tendons fléchisseurs tranchant, par leur teinte blanche, sur les autres tissus. Le deuxième métacarpien était fracturé de même que la première phalange du pouce. De plus, l'articulation métacarpo- phalangienne de ce même doigt était largement ouverte et les surfaces articulaires éraillées.

La peau des doigts avait été lacérée çà et là, et la main était entièrement contuse. Après avoir soigneusement détergé la plaie, qui ne saignait du reste que peu, les artères étant fortement recroquevillées sur elles-mêmes, nous recollons aussi bien que possible les parties molles détachées; la main est enveloppée de toile protective et soigneusement enveloppée de ouate. Le médius et l'annulaire de la main gauche, écrasés aussi, sont également enfermés dans un pansement ouaté, et après une abondante suppuration, nous avons la satisfaction d'obtenir une réparation complète : dès la fin de janvier, le blessé commençait à faire jouer les doigts, et se servait assez bien de la main le 4 février, jour de sa sortie de l'hôpital. Ce cas montre les excellents résultats que l'on peut attendre du pansement ouaté, soigneusement fait, et la facilité merveilleuse avec laquelle se réparent quelquefois les plaies des extrémités.

Il ne peut, malheureusement, en être toujours ainsi, et, dans trois cas, l'intervention opératoire a dû être faite et les parties contuses sacrifiées : amputation de la première phalange, désarticulation métacarpo-phalangienne, désarticulation tibio-tarsienne.

Dans ce dernier cas, il s'agissait d'un écrasement du pied dû au passage d'une roue de wagon; tous les tissus étaient trop fortement meurtris pour que la conservation pût être tentée, et, suivant le précepte qui veut que l'on ampute toujours au niveau du segment supérieur à la lésion, on aurait dû faire l'amputation de la jambe.

M. Princeteau, chef de clinique, a voulu tenter la conservation aussi grande que possible et en faisant seulement la désarticulation du pied; il a rendu service au malade. La cicatrisation s'est faite rapidement et sans rien présenter de particulier.

Brûlures. — Dans cette catégorie rentrent 15 cas (7 hommes, 8 femmes). Deux morts.

Dans tous les cas, la cause est le calorique. Le siège est :

Joue, 1. — Thorax, 2. — Thorax et bras, 1. — Cou, thorax, abdomen, 1. — Cou, dos, avant-bras, 1. — Main, 3. — Pied, 3. — Cuisses et fesses, 1. — Généralisée, 1.

Au point de vue des lésions, elles peuvent être divisées ainsi :

1er degré	4 cas.	
2e degré	4 —	
3e degré	5 —	
4e degré	2 —	(Mort au 1er et au 3e jour.)

Dans ces divers cas, le traitement a été varié. C'est ainsi que plusieurs ont été traités par le pansement phéniqué, et toujours il y a eu irritation. Les autres ont été pansés soit avec la vaseline boriquée, soit avec le liniment oléo-calcaire.

Ulcères traumatiques. — Trois cas, qui ont guéri facilement par le repos.

Pathologie des cicatrices. — Un seul cas de chéloïde cicatricielle au niveau du cou.

CHAPITRE II

Maladies générales.

A côté des grandes lésions traumatiques, nous devons ranger la classe, non moins importante, des maladies générales, des diathèses, qui ne nous fournit pas moins de 176 observations, si nous faisons rentrer dans ce cadre les tumeurs.

Nous n'insisterons pas sur la syphilis, le rhumatisme et le rachitisme, pour nous étendre un peu plus longuement sur les affections tuberculeuses, et encore nous bornerons-nous à un tableau récapitulatif, réservant la description de ces diverses manifestations au chapitre de l'organe auquel elles appartiennent.

Un autre tableau montrera également la nature et le siège des diverses tumeurs observées.

Syphilis. — Six cas (5 hommes, 1 femme).

```
Accident primitif....   1 cas (chancre du gland.)
    —      secondaires.  3 — (syphilides diverses).
    —      tertiaires...  2 — (gommes du cuir chevelu et de la jambe).
```

Ce nombre restreint de cas tient à ce que les malades porteurs de ces affections sont plutôt placés dans les salles de médecine ou à l'hôpital Saint-Jean.

Rachitisme. — Un cas d'ulcération de la jambe observé chez un jeune homme de quinze ans. Sur la face externe de la jambe et au niveau de la crête du tibia, existaient deux ulcérations de la dimension d'une pièce de un franc et datant de dix ans ; elles avaient été produites et étaient entretenues par la vitalité tout à fait précaire de ces tissus. Les tibias de ce jeune homme étaient très fortement incurvés en dehors, la peau tendue, violacée, et les ulcérations livides, suppuraient peu et ne semblaient avoir aucune tendance à la guérison. Une tentative d'autoplastie, consistant dans l'excision des parties malades et dans le rabattement d'un lambeau cutané pris dans le voisinage, échoue complètement par le sphacèle des lambeaux. Une deuxième tentative, consistant dans l'application de plusieurs greffes épidermiques, est plus heureuse et semblait devoir amener une guérison complète, lorsque le malade vient à succomber subitement. (Obs. V.)

Rhumatisme. — Je n'insisterai pas sur un remarquable cas de rhumatisme déformant ayant amené des malformations et des déviations de toutes les articulations. La malade atteinte de cette triste affection a été placée dans un service de chirurgie, où elle est depuis bientôt dix ans, à cause d'abcès fréquents siégeant en divers points du corps.

Tuberculose. — La tuberculose est représentée par 64 cas (45 hommes, 19 femmes), soit une proportion de 9 0/0 sur le nombre total de malades passés sous nos yeux.

La fréquence est un peu moindre chez l'homme que chez la femme.

Nous trouvons, en effet, 8,4 0/0 pour les premiers ; 11 0/0 dans le deuxième cas.

L'adolescence, on le sait, prédispose admirablement aux

diverses manifestations de la tuberculose; mais les autres
âges n'en sont pas indemnes, et nous voyons les lésions se
fixer avec presque autant de fréquence à toutes les époques de
la vie. Ainsi, les lésions osseuses s'échelonnent de 17 à 44 ans;
nous voyons des tumeurs blanches à 54 et 70 ans, des testicules tuberculeux à 40 et 45 ans.

Quant au siège des lésions, nous pouvons les ranger dans
l'ordre suivant et par ordre de fréquence :

Os	20 cas.
Articulations	15 —
Ganglions lymphatiques	14 —
Organes génito-urinaires	11 —
Peau et tissu cellulaire	3 —
Péritoine	1 —

Le tableau n° 2 ci-après montre, dans son ensemble, la
répartition de ces divers cas dans les différents organes, le
mode de traitement suivi et le résultat obtenu.

Nous nous bornons à ce tableau d'ensemble, qui nous paraît
montrer les faits bien mieux qu'une longue description.

Tumeurs. — A côté des maladies générales, diathésiques,
qu'on nous permette de tracer un tableau d'ensemble des
tumeurs de toute nature qu'il nous a été donné d'observer.

Le nombre total des cas a été de 109, se répartissant en
43 hommes et 66 femmes.

Elles sont, relativement au nombre total de nos malades,
dans un rapport de 14,9 0/0; mais la proportion varie singulièrement, si on examine chaque sexe séparément. Ainsi, les
tumeurs représentent seulement 7,5 0/0 chez les hommes,
tandis que dans le sexe féminin elles arrivent au chiffre de
37,7 0/0.

TABLEAU N° 2.

Répartition des lésions tuberculeuses dans les divers organes.

ORGANES	SEXE Mascul.	SEXE Fémin.	VARIÉTÉ DE LA LÉSION	SIÈGE	NOMBRE	DURÉE DU SÉJOUR	TRAITEMENT	RÉSULTAT OBTENU
Peau et tissu cellulaire.	3	3	Lupus.	Nez.	1	17	Raclage et restauration de la cloison.	Guérison.
			Éléphantiasis	Jambe.	1	23		Mauvais état général, suppuration abondante, sans tendance à la guérison.
			Gommes.	Tiers inférieure.	1	21	Raclage.	
Ganglions lymphatiques.	14	9	5	Adénites.	Région cervicale.	8, 18 à 32	Dans quelques cas, on a employé la pommade à l'iodure de plomb ou de potassium, ou les révulsifs cutanés, dans d'autres on a pratiqué l'incision ou le raclage avec ou sans curettage de la poche.	Lorsque l'intervention a été promptement médicale, il était rare le retard, ou bien il y a eu amélioration passagère. Les cas de raclage ont amené la guérison.
				Région inguinale.	6			
Os.	20	10	10	Tuberculose des os.	Tibia.	1	42	Grattage, évidement de l'os.	Guérison.
				Fémur.	1	20	Deux grattages.	Guérison.
				Os iliaque.	4	34	Abcès de la fesse. Évacuation du pus et injection iodoformée.	Guérison (au moins temporaire).
						19	Abcès de la fesse. Ponction et injection iodoformée. Le pus se reforme. Deuxième incision et raclage de la poche. Résection osseuse.	Amélioration notable, puis aggravation. Tuberculisation puis énorme.
						23	Abcès de la fesse. Ponction et injection iodoformée. Même raclage concomitant. Incision et raclage de la poche.	État général assez bon. Suppuration abondante existant encore dix-huit mois après l'opération. Depuis, la malade a été perdue de vue.
				Péroné.	1	21	Abcès de la face antérieure de la cuisse. Ponction en injection iodoformée. État stationnaire. Incision et raclage de la poche.	Il reste un trajet fistuleux qui sera par s cédulettes à la sortie d'injections d'huile de vaseline iodoformée.
				Côtes.	1	42	Deux évidements de la malléole.	Guérison (au moins temporaire).
					2	58	Raclage.	Guérison.
				Maxillaire inférieur.	1	17	Trois raclages.	État stationnaire. Suppuration et persistance des fistules.
				Cubitus.	1	42?	Évidement.	Guérison.
				Colonne vertébrale.	9	44	Gibbosité douloureuse, application de pointes de feu.	Amélioration notable.
						38	Abcès mitigeant au niveau de la masse sacro-lombaire. Évacuation du pus et injection d'éther iodoformé.	Guérison (au moins temporaire).
						55	Deux abcès siégeant dans la région dorsale. Vidés deux fois avec injection iodoformée, sans résultat. — Apparition d'un diverse abcès dans la fosse iliaque. — Inflammation de cet abcès. — Ouverture. Lavages antiseptiques.	Pleurésie droite. Cachexie profonde. Mort. On trouve des lésions de toutes les vertèbres.
						21	Deux abcès siégeant au niveau de la région lombaire. Ponctions suivies d'injections iodoformées sans résultat. Ouverture large des abcès et raclage des vertèbres. Réunion des lames et des apophyses transverses de deux vertèbres.	Guérison complète pendant un an, puis le trajet fistuleux se reforme.
						35	Paraplégie d'où à des fongosités comprimant la moelle. Résection des lames et apophyses épineuses de trois vertèbres pour libérer la moelle ou pous comprimés.	La plaie se cicatrise régulièrement mais la situation n'est pas modifiée et le malade meurt quelque temps après.
						20	Abcès iliaque. Deux ponctions suivies d'injection iodoformée.	Amélioration.

TABLEAU N° 2 (Suite).

ORGANES	NOMBRE	SEXE Masculin	SEXE Féminin	VARIÉTÉ DE LA LÉSION	SIÈGE	NOMBRE	AGE DES MALADES	TRAITEMENT	RÉSULTAT OBTENU
Articulations.	15	13	2	Tumeurs blanches.	Divers.	11	27	Gibbosité. Abcès lombaire. Ponction et injection iodoformée. Gouttière de Bonnet.	État stationnaire.
							36	Gibbosité. Corset de Sayres. Pointes de feu.	Guérison.
							18	Gibbosité. Abcès ossifluents. Vastes eschares sacrées. Paraplégie. — Immobilisation.	Sort de l'hôpital presque mourante.
							20 à 70	Révulsifs et immobilisation.	Amélioration.
								Trois résections (hanche, coude, épaule).	Guérison.
								Arthroxésis (genou).	Guérison.
								Des articulations métacarpo-phalangiennes.	Guérison.
				Hygroma fongueux.	Plante du pied	1	17	Grattage.	Guérison.
				Synovites.	Poignet.	2	36-85	Grattage et résection du poignet. Grattage.	Guérison.
					Gaine des Péroniers.	1	16	Grattage.	Guérison.
Péritoine.	1		1	Péritonite.			24	Laparotomie. Grattage de l'épiploon qui est saupoudré d'iodoforme.	Guérison.
Organes génito-urinaires.	11	10	1	Cystite.		6	25 à 40	Traitement général tonique.	État stationnaire ou amélioration.
					Testicule.	5	17,63,40 / 61,23	Trois castrations.	Guérison.
								Deux inopérés.	Stationnaire.

Ces 109 cas se répartissent de la façon suivante :

Épithéliomas	42 cas.
Kystes	21 —
Sarcomes	16 —
Carcinomes	13 —
Fibromes	8 —
Lipomes	4 —
Polypes	3 —
Angiome	1 —
Tumeur de nature inconnue	1 (ovaire non opéré).
Total	109

Relativement à leur siège, nous les voyons se répartir ainsi :

Ganglionnaires	2 cas.
Veines	1 —
Os	3 —
Cuir chevelu	1 —
Face	9 —
Cou	6 —
Thorax	3 —
Mamelle	11 —
Abdomen	5 —
Membre supérieur	5 —
Membre inférieur	6 —
Lèvres, gencives, langue, parotide, plancher de la bouche	11 —
Organes génito-urinaires de l'homme	7 —
— — de la femme	32 —
Anus et rectum	7 —

TABLEAU N° 3.

Répartition des tumeurs dans les divers organes.

ORGANES	Épithéliomas	Carcinomes	Sarcomes	Lipomes	Fibromes	Polypes	Angiomes	Kystes
Lèvres	42	13	16	4	8	3	1	21
Gencives	4	»	»	»	»	»	»	»
Langue	4	»	»	»	»	»	»	»
Plancher de la bouche .	1	»	»	»	»	»	»	»
Parotide	»	»	1	»	»	»	»	1
Maxillaire inférieur . .	1	1	»	»	»	»	»	»
Foie	»	3	»	»	5	»	»	»
Anus et rectum	6	»	»	»	»	1	»	»
Larynx	1	»	1	»	»	1	»	»
Rein	1	»	»	»	»	»	»	»
Vessie	1	»	»	»	»	»	»	1
Cordon spermatique . .	»	»	1	»	»	»	»	1 surm.
Testicule	»	»	2	»	»	»	»	»
Utérus	1	»	10	2	5	2	»	11 3 fibres, 2 décroissants
Ovaire	»	»	4	»	»	»	»	»
Vagin	1	»	1	»	»	»	»	»
Cuir chevelu	»	»	»	»	»	»	»	1 kdoat.
Face	9	»	1	»	»	»	»	1 kdoat.
Ganglions cervicaux . .	1	»	milsanguin	»	»	»	»	1
Cou	1	»	1	»	»	»	1	1 clrosf.
Région sus-hyoïdienne .	»	»	»	»	»	»	»	1 sanguincol.
Paroi thoracique	»	1	5	»	»	»	1	1 sébyrosc.
Aisselle	1	»	1	2	»	»	1	»
Mamelle	1	6	3	»	»	»	»	1 laxyrac.
Paroi abdominale	»	»	»	»	»	»	»	»
Pli de l'aine	»	»	»	»	»	»	»	»
Coccyx	»	»	»	»	»	»	»	1 dermoïde.
Main	1	»	1	»	1	»	1	1
Poignet	»	»	»	»	»	»	»	»
Bras	»	»	1	2	4	»	»	»
Coude	»	»	»	»	»	»	»	1 synovial.
Jambe	»	»	»	»	»	»	»	1 synovial.
Creux poplité	»	»	»	1	»	»	»	»
Cuisse	»	2	1	»	»	»	»	1 synovial.

CHAPITRE III

Maladies de la peau et du tissu cellulaire.

Cinquante-trois cas (40 hommes, 13 femmes; 1 mort) :

Dermatoses	4 cas.
Érysipèle	5 —
Abcès chauds, adénophlegmons	25 —
Furoncle	1 —
Éléphantiasis	2 —
Gommes tuberculeuses	1 —
Panaris	9 —
Ongle incarné	4 —
Mal perforant plantaire	2 —
Eschare fessière	1 —

Dermatoses. — Les affections cutanées ne nous arrêteront pas; elles n'ont rien de spécial et se divisent en un cas d'ecthyma au niveau du dos du pied, en un cas de rupia de la jambe gauche, en une éruption très confluente due à la gale, enfin en un cas de lupus du nez chez une femme de dix-neuf ans, ayant donné lieu à un raclage antérieur. Quand la malade rentre dans le service, la lésion ne s'est pas reproduite, et cette jeune fille vient demander la restauration de la sous-cloison détruite. A vrai dire, ce cas devrait être rangé dans les autoplasties.

Voici le moyen employé et qui a donné un résultat excellent :

Deux incisions parallèles, distantes de sept millimètres, sont

faites verticalement sur la partie médiane de la lèvre supérieure, de manière à délimiter un lambeau, qui est ensuite
détaché par la partie supérieure; d'où la production d'une
languette charnue à base inférieure, située immédiatement
au-dessus du tubercule médian de la lèvre supérieure. Le
bout libre de cette languette est fixé sur l'extrémité du nez
avivée par quatre points de suture. Des bandelettes, fixées sur
les deux joues par du collodion, appliquent autant que
possible ce lambeau sur la surface cruentée de la lèvre
supérieure, de manière à permettre l'accolement, qui est
bientôt obtenu, et il reste alors une languette figurant la sous-
cloison et séparant en deux l'unique orifice, d'un effet très
disgracieux. En réalité, cette autoplastie est purement esthé-
tique et ne rétablit pas la cloison médiane, profondément
détruite. A ce point de vue, le résultat a été aussi satisfaisant
que possible. Du reste, la petite plaie a été complètement
cicatrisée en peu de jours, bien qu'une menace d'érysipèle
ait un peu enrayé la marche de la guérison.

Érysipèle. — Dans trois cas, il s'agit d'érysipèles spontanés
et se développant loin de toute plaie, le premier chez un
homme opéré d'un hydrocèle et siégeant à la face. Dans un
deuxième cas, chez un homme qui avait reçu un coup de fusil
au niveau de la fesse, un érysipèle se déclare au pied gauche
et gagne toute la jambe : en même temps des plaques de
même nature apparaissent sur le tronc et l'éruption suit ainsi
toute la surface du corps, en se terminant par la face et le cuir
chevelu. Elle s'était annoncée par une élévation considérable
de température (40°9); puis l'affection a évolué avec calme
sans que le malade en soit bien incommodé. Nous voyons
ensuite un érysipèle apparaître chez une autre victime d'un
coup de feu. Chez cet homme dont toute la moitié droite de

la face avait disparu et qui était déjà à ce moment en voie de
guérison ; sous l'influence d'une fluxion dentaire, un érysipèle
apparaît au niveau de la joue : il est soumis au traitement
par les injections sous-cutanées d'acide phénique par notre
excellent camarade le Dʳ Faivre; on en trouvera l'observation
dans sa thèse inaugurale.

Le quatrième cas, terminé par la mort, survient chez une
femme entrée dans nos salles pour un vaste épithélioma ulcéré
du sein droit : il n'offre aucun intérêt.

Enfin le cinquième cas est celui d'une femme de vingt-cinq
ans, qui rentre à l'hôpital pour un érysipèle phlegmoneux de
la jambe gauche. Grandes incisions, débridements multiples,
écoulement considérable de pus et décollement de tous les
téguments de la jambe.

Le membre est placé dans l'immobilité complète : la guérison est longue à se faire (26 décembre 1887, 23 septembre
1888), et se termine par une raideur considérable des articulations du genou et du cou-de-pied. Le pied est fortement en
équinisme. Cette situation nécessite la ténotomie des tendons
rétractés. Le membre est mis dans une gouttière plâtrée et la
guérison s'obtient complètement.

Abcès chauds. Phlegmons circonscrits. Adénophlegmons. —
Vingt-cinq cas (18 hommes 7 femmes) se répartissent au point
de vue du siège de la façon suivante :

Adénophlegmons		épitrochlée	1 cas.
		aisselle	3 —
		cou	1 —
Phlegmons	tronc	sous-péritonéal	1 —
		région pectorale	1 —
		péri-ombilical	1 —
		bulbe de l'urètre	1 —

		face dorsale de la main...	3 cas
	membre supérieur	face palmaire	5 —
		bras.	1 —
Phlegmons		fesse	2 —
	membre inférieur	jambe	2 —
		dos du pied............	2 —
		genou (péri-articulaire)...	1 —

Tous, sauf le phlegmon du bulbe de l'urètre, ouvert au thermocautère, ont été traités par l'incision antiseptique et la guérison a été obtenue rapidement.

Furoncle. Eléphantiasis. Gommes tuberculeuses. — Je ne ferai que citer un cas de furoncle de l'épaule sans intérêt, un cas de gommes tuberculeuses multiples du tissu cellulaire de la région pectorale chez un homme de vingt et un ans portant tous les stigmates de la scrofule, et deux cas d'éléphantiasis, l'un du scrotum chez un homme de la Dordogne n'ayant jamais quitté la région, et, chose curieuse, nous avons appris par le médecin de cette localité que dans sa commune l'éléphantiasis n'était pas rare, non plus que le goître.

Dans un second cas, il s'agit d'un homme porteur d'une tumeur blanche de l'épaule et qui, concurremment, offrait un bel exemple d'éléphantiasis de la jambe. Nous retrouverons plus loin son observation à propos des tumeurs blanches.

Panaris. Onyxis. Mal perforant. — Les observations de panaris n'offrent aucun intérêt, et l'affection siège 4 fois au pouce, 4 fois au médius et 1 fois à l'index. Tous ont été traités par l'incision hâtive pratiquée aussitôt l'entrée du malade à l'hôpital, et suivie des manuluves antiseptiques. Dans un cas, il avait été nécessaire d'inciser toute la gaine des fléchisseurs : la guérison a été rapide.

Dans un autre cas, des désordres plus grands ont nécessité

une intervention plus sérieuse, une désarticulation métacarpo-phalangienne.

Les quatre observations d'onyxis sont absolument dénuées d'intérêt; l'ongle a été enlevé par le procédé ordinaire après pulvérisation d'éther.

Les deux observations de mal perforant ne présentent un peu d'intérêt que par l'opération qu'ils ont nécessitée. Dans le premier cas, le malade est sorti guéri après désarticulation de la phalange malade.

Dans le second cas, les lésions plus avancées ont nécessité une ablation plus grande : le malade avait déjà subi une résection de la première phalange du gros orteil droit : les douleurs étaient considérables et attestaient des troubles profonds graves. Malgré la désarticulation du premier métatarsien, les douleurs persistent quoique moins vives.

Abcès froids. Trajets fistuleux. Eschares. — La plupart de ces cas sont symptomatiques d'une lésion profonde, osseuse en général, et nous les verrons à ce moment.

Il n'est besoin que de citer un cas d'eschare rebelle de la région sacro-coccygienne, chez un jeune homme, à la suite de la fièvre typhoïde.

3

CHAPITRE IV

Maladies des vaisseaux

(Artères, veines, lymphatiques).

Dans cette classe importante se rangent 65 cas, répartis entre 48 hommes et 17 femmes. Cinq fois la mort en est la terminaison.

Plaies des artères.........	2 cas.	
Plaies des veines.........	1 —	
Thrombose..............	1 —	
Varices, ulcères variqueux..	27 —	
Lymphangites...........	4 —	
Adénites..............	27 —	(aiguë, 9; chronique, 18).
Tumeurs ganglionnaires....	2 —	
Angiome..............	1 —	

Nous ne reviendrons pas sur les plaies artérielles et veineuses dont nous avons déjà parlé précédemment. Nous n'insisterons pas non plus sur le cas de thrombose survenu chez une femme de soixante-douze ans, atteinte de kyste de l'ovaire avec phénomènes de compression. Cette phlegmatia alba dolens a fini par céder au repos et aux frictions résolutives, après avoir duré près de deux mois.

Point n'est besoin de s'étendre davantage sur les 27 cas de varices et d'ulcères variqueux. L'un d'eux meurt d'une pneumonie double contractée dans le service.

Nous avons rangé parmi les ulcères variqueux un cas qui

en réalité devrait en être séparé : il s'agit d'une femme de
trente-huit ans à laquelle M. Demous avait pratiqué la ligature
de l'artère fémorale, pour un anévrysme poplité : des ulcérations de la jambe se sont montrées qui n'ont pu guérir qu'a-
près deux mois de séjour au lit.

Lymphangites. — Quatre cas de lymphangite, à la suite de
plaies, de contusion de la main, de la jambe, de la cuisse.

Chez un vieillard atteint d'ulcères variqueux, une lymphangite gangréneuse amène la mort.

Adénites. — Nous avons vu que leur nombre s'élevait à
27, dont 18 cas d'adénite chronique et 9 cas d'adénite aiguë;
ces dernières, réparties entre 6 hommes et 3 femmes, peuvent
être divisées ainsi :

Adénites idiopathiques, à la suite de fatigues... 2 cas.
—   d'herpès du gland................. 1 —
—   consécutives à un chancre mou....... 3 —
—   blennorragiques.................. 3 —

Le traitement a consisté dans les révulsifs et l'incision
simple.

Quant aux adénites chroniques, dont nous avons pu observer 18 cas, on peut les rattacher en grande partie à la tuberculose.

Dans ce cas, les révulsifs restent très souvent sans action : il
en est de même de l'incision simple qui donne naissance à des
trajets fistuleux intarissables. Aussi, aujourd'hui n'hésite-t-on
pas, dans la plupart des cas, à intervenir plus radicalement.
C'est la méthode suivie à l'école du Val-de-Grâce où on observe
beaucoup d'adénites tuberculeuses, c'est la méthode à
laquelle il faut donner la préférence, nous voulons parler du
raclage, voire même de l'extirpation des ganglions malades.

Cette méthode nous a procuré des résultats très avantageux.
(Obs. VI, VII, VIII.)

Tumeurs ganglionnaires. — Deux cas, dont l'un terminé par
la mort chez un vieillard de soixante-dix-huit ans, qui arrive à
l'hôpital dans la cachexie la plus profonde. On sentait dans la
région de l'aisselle et se propageant dans la région pectorale
un empâtement considérable avec quelques points fluctuants pouvant à peine faire penser à un phlegmon de l'aisselle, car la marche lente de la maladie, remontant à huit mois
environ, imposait le diagnostic de tumeur maligne, d'adéno-
sarcome.

Dans le deuxième cas, il s'agissait d'un épithélioma des ganglions de la région sus-hyoïdienne latérale gauche, ayant envahi
également la glande sous-maxillaire. C'était une récidive, mais
une récidive bien éloignée, d'un épithélioma de la lèvre supérieure opéré cinq ans auparavant. Cette récidive glanglion-
naire à longue échéance est des plus intéressantes et peu
commune. L'ablation de la glande sous-maxillaire et des
ganglions a été suivie d'une cicatrisation rapide, malheureusement temporaire, car nous avons revu le malade deux mois
après avec une récidive manifeste.

Angiome veineux. — Un cas a pu être observé chez une jeune
fille de vingt et un ans. La tumeur siégeait au pli de l'aine et
s'était ulcérée quelque temps avant l'entrée de cette femme à
l'hôpital, donnant lieu à des hémorragies abondantes. Un
appareil compressif avait été ingénieusement appliqué en uti-
lisant la pelote d'un bandage herniaire qu'on recouvrait de
charpie imbibée de substances styptiques. L'ablation de cette
petite tumeur, *faite au bistouri*, n'a donné lieu à aucun phénomène particulier. (Obs. IX.)

CHAPITRE V

Maladies du système nerveux et des organes des sens.

Dix cas se rangent dans ce chapitre, représentés par :

La plupart de ces cas offrent quelque particularité digne d'intérêt. C'est ainsi que nous avons observé quatre cas de commotion cérébrale : le premier chez un homme de quarante-huit ans dont on trouvera l'observation résumée dans la troisième partie (Obs. X) et qui finit par mourir d'une méningo-encéphalite.

A côté de ce cas malheureux, nous voyons entrer un homme de trente-quatre ans dans le coma le plus profond, avec écoulement de sang par le nez et les deux oreilles, qui revient rapidement à lui et peut sortir quatre jours après.

On voit par cet exemple combien il faut être dans quelques cas réservé sur le pronostic.

Dans le troisième cas, la commotion laisse à sa suite une raideur de la nuque, qui persiste très longtemps après l'accident et finit par s'amender.

Je ne ferai que citer deux cas de névrite. atrophie du deltoïde et paralysie des extenseurs de la main, le névrome de notre observation I, un tubercule sous-cutané douloureux de la jambe chez une femme de trente-six ans, et que l'examen histologique a montré être composé uniquement de tissu fibreux, enfin une série de troubles trophiques déterminant de la cyanose, du refroidissement et des ulcérations superficielles chez une jeune fille atteinte de paralysie infantile de la jambe gauche.

La dernière observation présente un plus grand intérêt : c'est celle d'un homme qui, à la suite d'une chute, a présenté un bel exemple d'hystéro-traumatisme. (Obs. résumée, XI.)

Du côté des organes des sens nous avons peu de chose à signaler. C'est : du côté de la vision, une conjonctivite purulente chez un vieillard atteint d'hydrocèle double et d'hypertrophie de la prostate, et qui se sondait lui-même ; il s'agit probablement là de contamination.

Nous mentionnerons un cas de polype naso-pharyngien opéré antérieurement ; enfin une otite scléreuse moyenne chronique.

CHAPITRE VI

Maladies des os.

1. — FRACTURES

Quatre-vingt-deux cas, 3 morts, soit une mortalité de 3,7 0/0. Au point de vue des sexes, 71 hommes, 11 femmes, soit pour ces dernières une proportion de 13,3 0/0.

Crâne......................	3 cas. (2 morts.)	
Os de la face...............	1 —	
Colonne vertébrale...........	3 —	(1 mort.)
Côtes......................	11 —	
Clavicule..................	4 —	
Membre supérieur { bras	6 —	
avant-bras	9 —	(les deux os, 2; cubitus, 2; radius, 5).
métacarpe	1 —	
doigts...........	1 —	
Os iliaque	1 —	
Membre inférieur { cuisse...........	11 —	
jambe...........	27 —	(les deux os, 20; péroné, 7).
calcanéum	1 —	
métatarse........	1 —	
orteils...........	1 —	

Dans trois cas il y avait simultanément plusieurs fractures chez le même individu.

1° Fracture de cuisse et fracture de l'olécrâne avec ouverture de l'articulation. La température monte rapidement et se maintient au-dessus de 39°. Une large incision de l'articulation du coude donne issue à une certaine quantité de pus qui ne pouvait s'échapper auparavant. Pansement antiseptique rigoureux. La température tombe aussitôt et la guérison se fait lentement.

2° Fracture de l'extrémité inférieure du radius et de l'avant-bras du côté opposé, avec contusions de la tête.

3° Fracture des deux clavicules. Cette dernière observation est des plus remarquables : car elle est un exemple rare de double fracture par contraction musculaire chez un homme bien portant. En effet, il s'agissait dans ce cas d'un homme de quarante ans, camionneur et d'une constitution des plus robustes, n'ayant pas été atteint de syphilis, ne présentant ni sucre ni albumine dans l'urine et qui, après une journée de travail, s'amusait avec ses camarades à lutter quand, dans un effort violent, il ressentit comme un craquement, en même temps que ses bras ne pouvaient presque plus lui servir et qu'il les levait très difficilement.

Certains mouvements sont cependant possibles et il ne s'inquiète pas davantage de son accident puisqu'il se met en route de Marseille pour venir chercher du travail à Bordeaux, pensant qu'à son arrivée ses forces seraient revenues. Trompé dans son attente, il se présente à l'hôpital où l'on constate la fracture des deux clavicules. Nous avons étudié avec beaucoup de soin ce cas qui fera l'objet d'un travail particulier.

Nous avons vu la répartition des fractures dans les différents os de l'organisme; nous les diviserons encore en :

Fractures simples .... 74 cas
— avec plaies................ 6 —
— comminutives............ 2 —

Fractures du crâne. — Le siège de la fracture a été dans tous les cas la partie antérieure du crâne. Quant au siège exact, il n'a pas toujours été connu.

Un homme de quarante-six ans, charretier, tombe de sa voiture sur la tête. On perçoit nettement une fracture du frontal; des phénomènes de méningo-encéphalite diffuse ne tardent pas à se montrer : le malade veut absolument être emporté chez lui.

Des accidents analogues se déclarent chez un autre homme, qui tombe d'un échafaudage sur la tête, se faisant au front une plaie de médiocre importance et qui du reste guérit très rapidement : on ne voit pas à ce niveau, on ne sent pas non plus à aucun point de la boîte crânienne de trace de fracture. Des phénomènes graves ne tardent pas à se montrer qui font penser à de la méningo-encéphalite, ou peut-être à une collection purulente, à un abcès du cerveau qu'on espère trouver en un point au niveau duquel le malade accuse une douleur persistante. Aussi, le blessé s'affaiblissant de jour en jour et une mort prochaine paraissant probable, M. Demons se décide-t-il à faire une tentative : une couronne de trépan est appliquée au niveau de la plaie primitive. Plusieurs ponctions pratiquées dans la substance célébrale n'amènent aucun liquide. Le malade s'affaiblit de plus en plus et meurt deux jours après. On trouve une méningo-encéphalite diffuse, mais surtout accentuée au niveau de la base du cerveau qui baigne dans le pus de même que la protubérance et le bulbe.

La relation de ce cas, qu'on trouvera plus loin (Obs. XII), est des plus intéressantes pour l'enseignement clinique qu'on peut en retirer. Les symptômes fournis par le malade se bornaient à peu de chose : hébétude, léger délire nocturne, douleur généralisée à toute la tête, accélération du pouls, fièvre modérée. On voit déjà combien il était difficile de porter un diagnostic précis. Car si l'idée de méningite venait immédiatement à l'esprit, il était bien permis de penser aussi à une encéphalite localisée avec abcès, d'autant plus que cette dernière, quand elle est de cause traumatique, ne se produit jamais sans réagir plus ou moins fort sur les membranes d'enveloppe du cerveau. On pouvait donc admettre une cérébrite limitée du lobe frontal en rapport avec le côté du front sur lequel avait agi autrefois la contusion, s'accompagnant d'une méningite diffuse tout autour du point de l'encéphale malade; et ce qui portait encore plus vers cette opinion, c'était, d'une part, une douleur au point incriminé, fixe et plus intense que dans les autres points de l'encéphale; d'autre part, ces sortes de cris plaintifs et prolongés qui se rencontrent toujours chez les malheureux atteints d'abcès du cerveau.

Une intervention était donc motivée, et le trépan, au lieu de rester exploratif, aurait pu devenir curatif et arracher un homme à une mort qui semblait imminente.

Il est certain que si les signes de la méningite basilaire trouvés à l'autopsie s'étaient révélés à nous, toute intervention aurait dû être proscrite. Pas du tout, les symptômes étaient peu accentués, et il n'était pas exempt de raison d'admettre qu'un abcès s'était développé dans un point de la zone silencieuse de l'écorce, et, en particulier, dans la partie antérieure d'un ou des deux lobes frontaux. La thermométrie locale, elle-même, en donnant une élévation constante de la température dans la région frontale, paraissait confirmer le diagnostic présumé. C'est dans l'espoir de rencontrer un foyer d'encéphalite limitée que le trépan a été appliqué, en suivant le précepte Le Dentu, qui veut que la couronne soit placée au niveau de la plaie des téguments. Nous avons vu que cette intervention a été inutile, mais elle n'a pas été nuisible, car on connaît l'innocuité relative de la trépanation quand elle est pratiquée suivant les règles de l'antisepsie.

Je n'insisterai pas aussi longtemps sur le cas d'une vieille femme qui, entrée dans le service pour des brûlures, ne veut pas rester dans la salle et préfère venir se faire panser; elle tombe dans les escaliers et se fait une fracture de la voûte du crâne avec irradiation à la base. La mort a eu lieu le lende-main.

Enfin, la salle 9 possède encore un très remarquable exemple d'enfoncement du crâne. Une femme de vingt-quatre ans est frappée d'un coup de poing américain au niveau de la région latérale du crâne : elle tombe sans connaissance et est portée dans cet état à l'hôpital, où on constate un enfoncement consi-dérable du pariétal et de la partie antérieure de l'occipital droit. Elle revient à elle au bout de quelque temps; à ce moment elle ne présente aucun trouble autre que l'affaiblisse-ment de toutes les perceptions. La sensibilité est émoussée partout, les mouvements sont très affaiblis, la marche est chancelante, la vision surtout paraît atteinte et la malade distingue à peine les objets. Puis les choses s'amendent peu à peu et reviennent presque à leur ancien état. Cependant, cette femme a toujours conservé une faiblesse plus grande, une diminution notable dans la vision, et un affaiblissement mani-feste de la mémoire et de toutes les facultés intellectuelles.

Os de la face. — Un seul cas de chute sur le nez et de frac-ture des os propres, avec esquille ayant déterminé un trajet fistuleux, qui disparaît après enlèvement de l'esquille et le grattage du trajet.

Colonne vertébrale. — Nous ne parlerons pas d'un homme qui, ayant eu antérieurement une fracture de la colonne verté-brale, vient se reposer pendant un mois et se faire électriser.

Dans un autre cas, un marin est tombé au fond de la cale de son bateau. Sa chute est immédiatement suivie de paralysie des membres inférieurs. Il meurt le surlendemain de son arrivée. On trouva, à l'autopsie, une fracture de lames de la sixième vertèbre cervicale, qui est luxée également sur la septième. (Obs. XIII.)

Enfin, dans un troisième cas, un jeune homme de seize ans tombe et se fait une fracture de la région dorsale, au niveau de la neuvième vertèbre. Après avoir présenté une paraplégie complète, avec paralysie des sphincters, peu à peu la sensibilité revient dans ces régions; le malade peut exécuter quelques légers mouvements du pied : tous les troubles trophiques s'amendent. Deux énormes eschares du sacrum se comblent peu à peu, et après un séjour de huit mois ce blessé peut quitter le service en voie de guérison complète.

Côtes. — Onze cas observés. Dans 7 d'entre eux la fracture est due à un choc direct et s'accompagne dans 3 cas de contusion. Dans 3 autres cas, elle est due à une cause indirecte (pression, écrasement).

Dans 5 cas, une seule côte est brisée. C'est deux fois la 7e; la 4e, la 6e et la 5e dans les autres cas. Trois fois il s'agissait de fracture simultanée de deux côtes superposées. C'est la 4e et la 5e dans deux observations; dans l'autre, le siège exact n'a pu être établi.

Dans deux autres cas, il s'agissait de trois côtes superposées (5e, 6e et 7e). Dans un autre, la fracture siégeait au niveau des cartilages des fausses côtes.

Enfin, le dernier cas est celui d'une vieille femme de quatre-vingts ans, sur l'épaule de laquelle tombe un volet. Les quatre premières côtes sont fracturées dans leur quart postérieur, sous l'omoplate; la mort arriva trois jours après l'accident; elle était due à une congestion pulmonaire intense.

Les complications de ces divers cas de fractures de côtes ont été : la congestion pulmonaire (mort), l'épanchement de liquide dans la plèvre, la bronchite.

Le traitement a consisté, dans la plupart des cas, dans l'application d'un simple bandage de corps.

Clavicule. — Six cas, tous produits par cause indirecte.

Dans cinq d'entre eux, la fracture siège à la partie moyenne.

Deux fois, il y a eu en même temps luxation sous-coracoïdienne de l'épaule.

Enfin, dans le dernier cas, la fracture est double et due à une violente contraction musculaire. Nous en avons déjà parlé plus haut.

Le traitement, on le sait, des fractures de la clavicule est très compliqué ou très simple : la plupart du temps on se contente d'appliquer une simple écharpe, qui immobilise le bras, et qui donne d'aussi bons résultats que les appareils nombreux, abandonnés à juste titre.

Cependant, nous ne devons pas passer sous silence le bandage de Moore (d'Edimbourg), qui nous a donné dans un cas un résultat excellent.

Cet appareil est constitué par une sorte de 8 du dos, qui tire les épaules en arrière et les immobilise. Les bandes, en passant sur les clavicules, contiennent très bien les fragments, et cet appareil très simple a le grand avantage de permettre les mouvements de l'avant-bras et l'usage de la main.

Humérus. — Six cas : fractures simples, 5 ; comminutive, 1. Cette dernière n'a pas été suivie, le malade étant parti le lendemain de son arrivée.

Des cinq autres cas, trois sont produits par une chute sur le moignon de l'épaule ou sur le coude.

Elles siégeaient :

Col anatomique...................... 1
Col chirurgical...................... 2

Dans quatre cas, la fracture est simple; dans les deux autres, accompagnée de plaie. La guérison s'est faite dans tous les cas sans qu'il y ait rien de particulier à noter.

Avant-bras. — Dans les deux cas de fracture de deux os, la solution de continuité se trouve à la partie moyenne dans l'une; dans la seconde, au tiers inférieur.

Nous trouvons ensuite deux observations de fracture isolée du cubitus, siégeant toutes deux au niveau de l'olécrâne.

La première, chez une femme de soixante-six ans qui tombe sur le coude. L'olécrâne est fracturé à sa base; on peut lui imprimer des mouvements de latéralité très perceptibles; et, chose curieuse, les mouvements du membre sont parfaitement conservés : la malade peut étendre et fléchir l'avant-bras sans difficulté.

Dans le second cas, cette fracture est accompagnée de plaie; la rétention du pus nécessite l'ouverture large de l'articulation. La guérison se fait complètement, laissant après elle une raideur énorme de l'articulation que des mouvements, imprimés peu à peu, arrivent à assouplir.

Le radius seul est fracturé cinq fois : quatre fois à l'extrémité inférieure; une fois au tiers inférieur, et, dans ce cas, il y avait en même temps luxation du cubitus en dedans et en arrière.

Toutes ces fractures sont produites par une chute sur la main. Elles guérissent facilement par l'application d'un appareil silicaté. Dans le dernier cas, où la fracture siégeait au tiers supérieur, la réunion ne peut être obtenue; il se fait une pseudarthrose, et ce fait est intéressant à signaler, car ce n'est pas là leur siège ordinaire.

Cette complication a nécessité une intervention : une résection des deux extrémités de l'os, qui a permis la guérison définitive.

Métacarpe. Phalanges. — Rien de particulier à signaler.

Os iliaque. — Un cas, chez un marin autrichien tombé de son navire dans la cale ; seule la crête iliaque est détachée, et on peut lui imprimer des mouvements anormaux. La simple immobilisation, sans appareil, permet au malade de se lever au bout de vingt jours.

Cuisse. — Au nombre de 11, les fractures de la cuisse se divisent en :

Fracture du col...................... 2
— de la partie moyenne.......... 8
— de l'extrémité inférieure....... 1

Leur mode de production est une cause indirecte, une chute d'un lieu élevé ou même de la hauteur de la victime sur le sol. La guérison a toujours été longue, comme on le pense. Les appareils employés ont été le scultet classique, aidé de l'extension continue. Tous les malades ont pu marcher sans trop de claudication ; et encore, devons-nous l'avouer, la consolidation n'a-t-elle pas été surveillée avec tout le soin nécessaire. Occupé surtout des malades opérés, on a souvent tendance, dans les services de chirurgie, à délaisser les fracturés, dont quelquefois les appareils se relâchent et demanderaient à être resserrés plus fréquemment.

Deux de ces cas nous présentent un intérêt plus grand.

C'est d'abord celui d'un homme dont la fracture a lieu spontanément. Cet homme avait reçu, quelque temps aupa-

ravant, un coup de madrier sur la cuisse, et, après quelques
phénomènes douloureux, avait pu reprendre ses occupations,
lorsque tout à coup il s'affaisse et ne peut plus se relever.

Ce phénomène particulier a appelé l'attention sur la possibilité d'une diathèse; et, en effet, l'examen des urines a
montré la perte d'une quantité énorme (plus de 4 grammes)
de phosphates. La consolidation s'est faite avec la plus
extrême lenteur et par un cal mou, fibreux, sur lequel le
malade ne pouvait s'appuyer que modérément.

L'autre observation présente dans sa marche plusieurs
particularités intéressantes. Une sage-femme est renversée
par une charrette et se fracture la cuisse droite à la partie
moyenne. Après disparition complète du gonflement, le
membre est placé dans un appareil plâtré soigneusement fait
et appliqué pendant le sommeil chloroformique. Rien ne se
passe d'anormal; mais lorsque, deux mois après, on enlève
l'appareil, on s'aperçoit que la consolidation est nulle et les
fragments mobiles.

Les extrémités sont alors vivement frottées l'une contre
l'autre, de manière à obtenir une irritation nouvelle et la
formation du cal, et un deuxième appareil inamovible est
appliqué sans amener plus de résultat. Une intervention plus
sérieuse est alors décidée; et, après incision des téguments,
on trouve une lame musculaire interposée entre les deux
fragments et empêchant toute réunion; elle est refoulée, les
deux surfaces osseuses réséquées et mises en contact. Pansement antiseptique, appareil plâtré. Après une suppuration
assez longue, la plaie des téguments se ferme et la consolidation se fait peu à peu. La guérison ne met pas moins de dix
mois à être obtenue.

Ce fait d'interposition musculaire entre les deux fragments
est des plus curieux. Il est, du reste, parfaitement connu, et

c'est là une des causes les plus fréquentes de non consolidation des fractures.

Jambe. — Vingt-sept cas (les deux os, 20; le péroné seul, 7).

La fracture isolée du tibia n'a pas été observée, tant est grande la facilité avec laquelle le péroné se fracture, lorsque le tibia l'est également.

Ces fractures n'offrent aucun trait saillant à signaler. Elles ont été à peu près toutes traitées par les appareils plâtrés, appliqués de bonne heure, quelquefois même avant la disparition complète du gonflement. Ces appareils ont l'immense avantage de permettre certains mouvements au malade et d'empêcher la raideur du genou. Dès le vingtième jour, tous nos malades pouvaient s'asseoir sur une chaise, la jambe étendue. La guérison a été parfaite et sans déformation dans tous les cas.

Je citerai, pour être complet, le seul cas de fracture compliquée de la jambe chez un homme de soixante-trois ans. La jambe avait été broyée par le passage d'une roue de charrette; les téguments sphacélés ne recouvraient plus les os, fracturés en plusieurs endroits, et l'amputation paraissait être la seule ressource; le malade ne veut pas l'accepter et préfère être emmené par sa famille.

Métatarse. Orteils. — Rien d'important à signaler.

II. — Lésions inflammatoires.

Périostites....................	11 cas.	
Ostéites......................	25 —	(2 morts).
Nécrose	5 —	
Tumeurs osseuses..............	2 —	

Périostites. —

Fémur, 2. — Tibia, 2. — Maxillaire inférieur (alvéolo-dentaire), 7.

Ces dernières, toutes d'origine dentaire, ont été traitées par l'incision ou l'extraction des racines malades.

Les autres cas sont inflammatoires ou traumatiques. C'est ainsi que, chez un jeune homme de quinze ans et chez une jeune fille du même âge, nous voyons l'extrémité inférieure du fémur très grosse et douloureuse.

Cette inflammation, survenue sans cause appréciable, siège très probablement au niveau du cartilage de conjugaison et des révulsifs améliorent considérablement la situation.

Dans les deux observations de périostite du tibia, le traumatisme est la cause efficiente, et, chez l'un d'eux, produit une exostose volumineuse; chez l'autre, une collection purulente qui décolle le périoste et mortifie les téguments.

Ostéites. —

Os iliaque, 3. — Fémur, 2. — Tibia, 2. — Péroné, 2. — Tibia et péroné, 1. — Calcanéum, 1. — Cubitus, 1. — Phalanges, 1. — Côtes, 2. — Maxillaire inférieur, 1. — Colonne vertébrale, 7 (2 morts).

Toutes ces inflammations se sont développées chez des sujets plus ou moins affaiblis et relèvent de la tuberculose, à l'exception d'un jeune homme de quinze ans, atteint d'ostéomyélite bipolaire du tibia droit. Malgré de larges et profondes incisions, la suppuration est énorme, l'état général mauvais; une pleurésie double et une péricardite se déclarent, et le malade est emporté mourant par sa famille.

Je ne prendrai pas un à un tous les autres cas, renvoyant d'une part au tableau n° 2, et, d'autre part, au tableau récapitulatif des opérations; je ne ferai qu'énumérer les traitements mis en œuvre. Ainsi, les révulsifs, et en particulier les pointes de feu, ont pu, dans quelques cas, procurer une amélioration suffisante pour que le malade demande à sortir. Cette amélioration a-t-elle été durable? Probablement non, au moins dans certains cas. D'autres fois, il existait des trajets fistuleux qui montraient la nécessité d'une intervention plus active, et le raclage des parties osseuses malades nous a permis plusieurs fois d'obtenir la guérison. La première intervention n'a pas toujours amené le succès définitif, et, dans deux cas, il a été nécessaire d'avoir recours à une seconde opération.

Dans d'autres cas, la lésion osseuse avait amené la production d'abcès qu'on a tenté de guérir par la ponction aspiratrice, suivie de l'injection d'éther iodoformé. Nous devons dire que ce mode de traitement ne nous a donné que des améliorations passagères, et il a fallu avoir recours à l'ouverture large de la poche, la racler ainsi que les parties malades. Seul ce traitement a pu donner une guérison durable.

Les lésions tuberculeuses de la colonne vertébrale méritent une mention spéciale. Nous en avons observé 7 cas.

Une fois les révulsifs ont amené au niveau de la gibbosité la disparition des douleurs, et une amélioration notable. La guérison nous a même semblé complète chez une femme restée près d'un an dans le service et chez laquelle on a appliqué des révulsifs et l'immobilisation par le corset de Sayres, très mal supporté du reste. Enfin la ponction, suivie d'injection iodoformée, a considérablement amélioré deux malades.

Chez une femme entrée avec une gibbosité dorsale, le séjour de trois mois dans une gouttière de Bonnet n'empêche pas la formation de vastes abcès. La marche est encore plus désastreuse chez une jeune fille qui tombe peu à peu dans la cachexie la plus profonde, avec de vastes eschares sacrées, et qui sort mourante du service.

Il nous reste à parler de deux cas beaucoup plus instructifs, surtout par l'intervention et les résultats produits.

Le premier est relatif à une femme de vingt-un ans, robuste et qui se présente à nous avec des douleurs lombaires très intenses. Bientôt apparaissent à ce niveau deux tuméfactions qui augmentent peu à peu et au niveau desquelles la fluctuation bientôt très nette fait diagnostiquer un abcès. Plusieurs ponctions avec injections iodoformées sont pratiquées sans résultats. Après les avoir alors ouverts largement, M. Demons va à la recherche des points osseux malades, et c'est ainsi qu'il est amené à réséquer les lames et les apophyses transverses de deux vertèbres. Les parois des abcès sont grattées vigoureusement, le tout touché au chlorure de zinc et la plaie drainée et refermée.

La guérison se fait parfaitement et se maintient pendant un an; la malade rentre de nouveau avec un trajet fistuleux qui montre que le processus tuberculeux n'est pas éteint. (Obs. XV.)

Le second cas est celui d'un homme de trente-cinq ans atteint du mal de Pott, ayant déterminé une paraplégie complète avec paralysie des sphincters et troubles trophiques, eschares, etc. Ce malade, amené par M. le professeur Pitres, qui pense à une compression médullaire par des fongosités tuberculeuses, pourrait être amélioré si on pouvait dégager la moelle, et c'est dans ce but que M. Demons se décide à intervenir. Le point présumé de la compression, au niveau des premières vertèbres dorsales, est mis à nu par une grande incision en forme d'U, permettant de relever un vaste lambeau charnu. Les apophyses épineuses des vertèbres sont ainsi mises à découvert. En décollant les masses musculaires et en les réclinant de chaque côté, on met aussi à nu les lames vertébrales qui sont ensuite sectionnées de manière à enlever tout l'arc postérieur et mettre la moelle à découvert. Elle est sinueuse et paraît à l'étroit dans le canal rachidien resserré surtout en avant par des masses fongueuses qui la rejettent en arrière. Ces fongosités sont difficilement atteintes, et l'on est du reste en droit d'espérer que la compression n'existera plus maintenant que la moelle est libérée à sa partie postérieure. Cette prévision ne se réalise pas : la paraplégie est la même, les troubles trophiques augmentent peu à peu. Le malade s'affaiblit de plus en plus et meurt quelque temps après. Disons de suite que la plaie était depuis longtemps cicatrisée : la réunion s'était faite par première intention et avec une grande rapidité. L'autopsie a montré que l'intervention n'avait pu être efficace, car la moelle était comprimée sur une bien plus grande étendue, et il eût fallu réséquer huit ou neuf vertèbres au moins. (Obs. XVI.)

Nécrose. — Les cinq cas de nécrose n'offrent aucun intérêt : le séquestre enlevé, la guérison a été rapide : deux d'entre eux étaient consécutifs à un panaris et ont nécessité l'amputation ou la désarticulation de la phalange mortifiée.

Tumeurs osseuses. — Nous n'insisterons pas non plus sur un ostéo-sarcome du maxillaire inférieur chez un homme de soixante-quatre ans, non plus que sur un cancroïde de la joue ayant détruit complètement l'os malaire et qui a été opéré heureusement par M. Princeteau, pour passer à la grande classe des affections articulaires.

CHAPITRE VII

Maladies des articulations, des bourses séreuses et des gaines tendineuses.

Le nombre de ces affections s'élève à 65, se répartissant en 50 hommes et 15 femmes. Elles se divisent de la manière suivante :

Entorses	15 cas.
Luxations	12 —
Arthrites	16 —
Tumeurs blanches	11 —
Hydarthroses	4 —
Hémarthrose	1 —
Hygromas	2 —
Synovites	4 —

Entorses. — Quinze cas ainsi répartis : tibio-tarsienne, 7; genou, 5; poignet, 3. Elles n'offrent rien à signaler, si ce n'est une fracture du péroné et une lymphangite de la cuisse dans une entorse du genou.

Luxations. — Les 12 cas de luxations, comprenant 10 hommes et 2 femmes, ont pour siège :

Épaule	7 cas.
Coude	2 —
Maxillaire inférieur	1 —
Hanche	1 —
Phalanges	1 —

Les cinq observations de luxation de l'épaule offrent les variétés suivantes :

Sous-coracoïdienne, 5 ; intra-coracoïdienne, 1 ; sous-acro-miale, 1.

Elles s'accompagnent deux fois de fracture de la clavicule.

L'un de ces cas présente un intérêt par un accident survenu pendant les manœuvres de réduction d'une luxation datant de six semaines, et consistant dans la fracture du col chirurgical de l'humérus. Cet accident, somme toute, a peut-être été plutôt un bien pour la femme en permettant la production d'une pseudarthrose et le rétablissement des fonctions du membre.

La luxation du maxillaire inférieur est double : elle remontait à quarante jours quand le malade s'est présenté à l'hôpital. Toutes les manœuvres de réduction ont été infructueuses et n'ont amené qu'une légère diminution dans l'écartement des arcades dentaires, et l'individu a préféré partir que de subir une nouvelle tentative de réduction. Le mécanisme de cette luxation n'est pas moins intéressant, car elle se serait produite par un mouvement exagéré en pratiquant la succion clitoridienne.

Au coude nous citerons un cas de luxation du cubitus seul en dedans, luxation assez rare.

Le cas de luxation de la hanche qui nous a été donné d'observer est encore plus remarquable, puisque nous n'en avons pas trouvé dans la science où la tête fémorale remontât aussi haut. Elle siégeait, en effet, chez notre sujet immédiatement en arrière et à côté de l'épine iliaque antérieure et supérieure. Cette luxation appartient à la classe des luxations en haut, sus-cotyloïdiennes. Nous ne pouvons ici analyser cette remarquable observation : aussi nous contentons-nous de la résumer à la fin de notre travail, renvoyant pour tous les détails au

Journal de Médecine de Bordeaux, où elle a paru en entier. Nous avons pu ainsi, en la joignant aux quelques rares observations connues de luxation du fémur au-dessus de la cavité cotyloïde, établir les signes de cette variété de luxation, et montrer quelle est dans ce cas la position de la jambe, la déformation et l'attitude du membre. (Obs. LIII.)

Arthrites. — Treize cas, tous dépourvus d'intérêt, produits dans un cas par le froid, dans les autres par un traumatisme quelconque.

Les révulsifs cutanés, les bains sulfureux, l'immobilisation ont été les moyens employés avec succès.

Ankylose. — Nous n'insistons pas sur ces cas : les malades sont plutôt venus se reposer que demander un traitement quelconque,

Hydarthrose. — Quatre cas, dont l'un aigu d'origine rhumatismale. Dans un autre, chez une femme de quarante-sept ans, l'hydarthrose est double, c'est une arthropathie tabétique : la malade présente d'autres signes de sclérose médullaire.

Hémarthrose. — Enfin une contusion violente détermine une énorme hémarthrose du genou, qui ne guérit qu'après deux mois d'une immobilisation rigoureuse.

Tumeurs blanches. — Onze cas répartis de la manière suivante :

Hanche	4 cas.
Genou	3 —
Coude	1 —
Sacro-iliaque	1 —
Poignet	1 —

Dans plusieurs d'entre eux, le traitement a été à peine ébauché, les malades sont partis améliorés.

Aussi ne nous occupons-nous que des cas vraiment intéressants. Tout d'abord, nous voyons deux résections donner des résultats satisfaisants : une résection du coude chez une femme de cinquante-deux ans, qui guérit rapidement ; une résection de la hanche chez un jeune homme de vingt-quatre ans, qui guérit après une longue suppuration.

Dans un cas de tumeur blanche du genou, la résection allait être opérée, quand, une fois les masses fongueuses très abondantes qui remplissaient l'articulation enlevées, on trouve les cartilages sains. M. Demons se borne alors à bien racler toutes les fongosités : l'opération devient l'arthroxésis, et le sujet guérit après avoir présenté pendant longtemps quelques trajets fistuleux difficiles à fermer : le malade est encore actuellement dans le service, où il aide le personnel, mais pourrait sortir sans inconvénient. (Obs. XVII.)

Chez une femme de soixante-dix ans, la tumeur blanche occupait un siège plus rare : elle s'était développée au niveau de l'articulation de la première avec la deuxième phalange du médius droit. Le doigt était très gros et le traitement a consisté dans la désarticulation métacarpo-phalangienne.

Hygroma. — L'un aigu, consécutif à un furoncle, se résout en quelques jours ; l'autre, situé au niveau de la bourse séreuse de l'articulation métacarpo-phalangienne du gros orteil droit, datait de six mois ; la cavité a été trouvée pleine de fongosités, ses parois ont été raclées et la guérison s'est faite sans difficulté.

Synovite. — Les six cas de synovite ne nous arrêteront pas non plus bien longtemps. Dans trois d'entre eux, l'inflammation est simple et consécutive à un traumatisme.

Les autres relèvent de la tuberculose : les gaines étaient remplies de fongosités.

Dans un premier cas, c'est la gaine des péroniers latéraux ; dans les deux autres, les gaines du poignet.

Deux fois le raclage amène la guérison ; dans le troisième cas, non seulement les gaines étaient atteintes, mais les os du carpe étaient loin d'être sains, d'où la nécessité d'une résection du poignet. Comme l'incision primitive avait été faite à la face antérieure, M. Princeteau hésite à faire une ouverture à la partie postérieure et tente avec succès la résection par la partie antérieure. La cicatrisation est longue à obtenir, mais le résultat est des plus satisfaisants et le malade peut exécuter quelques mouvements des doigts. (Obs. XVIII.)

CHAPITRE VIII

Maladies du tube digestif.

I. — PORTION SUS-DIAPHRAGMATIQUE

Dans cette catégorie se rangent 17 observations, se répartissant, au point de vue du siège, de la façon suivante :

Lèvres........................ 5 cas.
Gencives .... 1 —
Plancher de la bouche .... 1 —
Isthme du gosier .... 1 —
Pharynx..................... 4 —
Langue...................... 4 — (1 mort.)
Glandes salivaires............. 1 —

Lèvres. — *Bec-de-lièvre.* Un cas. Un petit enfant de huit mois est amené de la campagne pour qu'une intervention vienne au secours d'une difformité congénitale. On constate, en effet, que la lèvre supérieure est fendue verticalement dans toute sa longueur et à gauche du repli médian. Opération classique suivant le procédé de Clémot : sutures au crin; bandelettes collodionnées pour lutter contre les efforts de l'enfant. Résultat excellent ; guérison complète dix jours après l'opération.

Plaie des lèvres. — Un cas. Blessure légère de la lèvre inférieure. Un point de suture : réunion parfaite.

Épithélioma des lèvres. — Trois cas. Qu'on nous permette quelques réflexions sur chacune de ces observations. Il s'agit, dans le premier cas, d'un homme de soixante-trois ans chez lequel tout le rebord libre de la lèvre inférieure était converti en un épais bourrelet d'aspect corné et ne laissant suinter aucun liquide : c'est la forme classique de l'épithélioma papillaire. L'opération a été des plus simples : incision transversale allant d'une commissure à l'autre en passant au-dessous du néoplasme. Le bord muqueux et le bord cutané sont ensuite accolés par plusieurs points de suture. Réunion par première intention. Guérison très rapide.

La seconde observation a fourni à M. Princeteau l'occasion d'une remarquable chéiloplastie. La moitié gauche de la lèvre supérieure, chez une vieille femme de soixante-dix ans, était détruite par un épithélioma : après avoir enlevé les tissus malades, M. Princeteau prend sur la joue un lambeau qui refait complètement la lèvre avec un aspect des plus agréables.

Enfin, le troisième malade, homme de cinquante-trois ans, présentait un épithélioma récidivé de la lèvre supérieure et de la commissure droite, et il n'a pas fallu moins de trois nouvelles interventions pour triompher de la repullulation épithéliale. Nous ferons remarquer combien, dans ces cas, il ne faut pas craindre de faire de vastes délabrements et de sacrifier une large surface autour des tissus malades. Chez cet homme, en effet, on ne constatait, lorsque nous l'avons vu pour la première fois, qu'une induration de la commissure droite. Une incision en V faite à un centimètre des parties malades avait circonscrit le néoplasme et la réunion primitive avait été possible ; mais la récidive ne se faisait pas attendre, et moins de trois mois après, le malade venait demander une nouvelle intervention. Même conduite que la première fois ; même récidive rapide. Alors, dans une dernière intervention. M. Princeteau, sans craindre de blesser les artères de la face, sans craindre de couper le canal de Sténon, enlève largement les parties molles en suivant la racine du nez, puis en décrivant une section courbe de la joue jusqu'au niveau de l'avant-dernière molaire et en enlevant en bas jusqu'à la base du cul-de-sac gingival. La guérison définitive paraît être espérée à ce prix et, chose remarquable, la cicatrisation s'est faite de telle sorte que la plaie, hideuse après l'opération, s'est considérablement rétrécie, si bien qu'en fin de compte on voyait à peine les arcades dentaires. La salive s'écoulait constamment, ce qui gênait le malade, mais la guérison était complète et persistait encore il y a deux mois, c'est-à-dire près d'un an après l'opération.

Gencives. — Le seul cas des maladies des gencives que nous ayons observé est relatif à une sage-femme de quarante-neuf ans, qui portait à la gencive inférieure, au niveau de la canine droite, une tumeur de la grosseur d'une noix, tumeur lisse, bosselée et saignant au moindre contact. Les dents voisines étaient complètement cariées et tenaient à peine. Après leur ablation, la tumeur est enlevée au thermo-cautère, tout le rebord alvéolo-dentaire du maxillaire est détruit sur une longueur d'environ cinq centimètres. La tumeur était de nature sarcomateuse : nous n'avons pas eu de nouvelles de la malade depuis.

Plancher de la bouche. — Un seul cas également consistait en une grenouillette sublinguale du côté gauche. Le traitement ne présente rien de particulier. Ponction et excision partielle de la poche ; cautérisation vive au nitrate d'argent ; guérison complète.

Isthme du gosier. — Un cas d'hypertrophie des amygdales : amygdalotomie classique.

Pharynx. — Quatre cas : deux d'angine simple, un d'angine diphtéritique, enfin une femme chez laquelle persistait un petit pertuis à la suite d'une staphylorrhaphie.

Langue. — Quatre observations d'épithélioma dont une mort. Il s'agissait, dans ce dernier cas, d'un homme entré quelques jours auparavant avec une ulcération du bord gauche de la langue, siégeant environ à trois centimètres en arrière de la pointe et à peine plus large qu'une pièce de cinquante centimes. Le tissu musculaire paraissait profondément induré ; trois jours après son entrée, le malade succombe à une hémorragie intense, avant qu'on ait pu faire la ligature des artères linguales.

Un autre homme refuse toute intervention et sort.

Dans un troisième cas, il s'agit d'un de ces cas de psoriasis lingual ou cancer des fumeurs. Cautérisation profonde au thermo-cautère. Cet homme meurt quelque temps après d'une autre affection.

Enfin, le dernier cas est plus intéressant par le mode de traitement qui a été employé et le résultat consécutif.

A plusieurs reprises déjà, **M.** Demons avait détruit au thermo-cautère un petit bourgeon exubérant venu sur le bord gauche de la langue chez un homme de cinquante ans environ et toujours la prolifération épithéliale se faisait rapidement. Une intervention plus sérieuse est alors décidée et toute la partie gauche de la langue est enlevée dans toute la moitié antérieure, après ligature préalable des linguales.

Cette ligature est faite des deux côtés par des procédés différents de ceux qui sont décrits dans les ouvrages classiques. Contrairement au manuel opératoire habituel, c'est à l'incision verticale que la préférence a été donnée et cela avec le plus grand bénéfice, au point de vue de la facilité de l'opération.

A gauche, la ligature est faite dans le triangle hyo-digastrique à l'aide d'une incision perpendiculaire à la partie moyenne de l'incision faite ordinairement; à droite, elle est faite au niveau de la grande corne de l'os hyoïde, c'est-à-dire près de son origine et cela avec une incision dont la direction était parallèle à celle que l'on fait pour la carotide externe, mais reportée à cinq millimètres en avant. Dans cette dernière, les veines qui gênent si considérablement l'opérateur n'ont, pour ainsi dire, pas été aperçues. La section de la langue a pu être faite au bistouri, sans aucune effusion de sang.

Glandes salivaires. — Deux cas, dont l'un a été décrit aux humeurs ganglionnaires. L'autre est un épithélioma de la parotide chez un homme de cinquante-trois ans. M. Princeteau peut enlever toute la glande sans sectionner le nerf facial.

II. — Portion sous-diaphragmatique

Cinquante et un cas se rangent dans cette section :

Affections du foie...............	3 cas.
Hernies......................	10 — (2 morts.)
Affections du rectum et de l'anus...	34 —
Affections du péritoine...........	4 —

Foie. — Les trois observations d'affections de cet organe se rapportent à des causes n'offrant aucun intérêt.

Hernies. — 10 cas (9 hommes, 1 femme).

Siège. — Hernie inguinale, 9; crurale 1.

La règle de la fréquence plus considérable de la hernie inguinale est encore confirmée. Quant à la variété de hernies, nous voyons l'intestin intéressé sept fois; trois fois c'est l'épiploon.

Enfin, il s'agit dans cinq cas de hernies étranglées, trois fois d'épiploon enflammé, deux fois d'engouement.

Les moyens thérapeutiques employés sont le repos dans deux cas, la glace dans trois autres, deux fois pour des épiplocèles enflammées, une fois pour une entérocèle étranglée; la réduction se fait au bout de quelques heures. La glace et le taxis nous donnent un résultat favorable; enfin, dans deux autres cas, la réduction est obtenue par le taxis et le chloroforme. Le taxis simple suffit dans un cas.

Une autre hernie inguinale étranglée depuis trois jours nécessite la kélotomie faite selon les règles ordinaires : on tombe sur un intestin sphacélé; le malade meurt quelques heures après. L'opération avait été faite dans des conditions déplorables : extrémités froides, pouls imperceptible, etc.

Enfin, dans une dernière observation d'épiplocèle enflammée la résection de toute la masse herniée donne un résultat excellent et une guérison rapide. (Obs. XIX.)

Rectum et anus. — Ces affections fournissent 34 observations, se répartissant de la manière suivante :

Prolapsus du rectum	1	cas.
Rétrécissement du rectum.........	1	—
Cancer du rectum	6	—
Hémorrhoïdes..................	3	—
Végétations périanales...........	1	—
Fistules à l'anus................	15	—
Fissures à l'anus................	2	—
Abcès de la marge de l'anus.......	4	—
Polype ano-rectal	1	—

Le *prolapsus du rectum*, qui est plutôt l'apanage de l'enfance, se rencontre chez un homme de cinquante ans. C'est une maladie peu fréquente dans la vieillesse, et digne, à ce titre, d'être notée. Des scarifications faites sur la partie procidente n'amènent aucun résultat appréciable.

Dans le cas de *rétrécissement du rectum* que nous avons observé, il nous a été impossible d'en découvrir la cause, si ce n'est de la rapporter à une dysenterie remontant à deux ans. La sténose consistait en une valvule mince siégeant à trois centimètres environ de l'orifice externe de l'anus, et admettant à peine l'introduction du petit doigt. La rectotomie linéaire a donné ici un très bon résultat. Cet homme était également porteur d'une fistule à l'anus. (Obs. XX.)

Sur les six cas de *cancer du rectum*, trois n'offrent aucune espèce d'intérêt clinique : deux de ces malheureux sont venus mourir dans nos salles; un troisième n'est resté que quelques jours. Au point de vue anatomique, dans les deux cas observés il s'agissait d'épithélioma cylindrique : il y avait, chez l'un, propagation à la vessie qui était pleine de masses bourgeonnantes.

Dans le quatrième cas, le cancer remonte à trois ans, et le malade a toutes les apparences d'une bonne santé : l'embonpoint est conservé et l'on ne trouve pas la moindre teinte caractéristique des affections de cette nature. N'était une constipation opiniâtre et une grande difficulté d'aller à la garderobe, cet homme ne serait pas venu réclamer nos soins, et cependant le néoplasme est très étendu et le doigt ne peut en atteindre la limite supérieure. Une rectotomie linéaire, en débridant le rétrécissement, amène un soulagement notable.

Les limites du mal, facilement dépassées par l'exploration, permettent, dans deux autres cas, de faire l'extirpation totale du cancer.

La première est faite chez une femme de cinquante-deux ans. En décollant avec le doigt le rectum de la face postérieure de l'utérus, le cul-de-sac du péritoine est déchiré malgré toutes

5

les précautions employées. La suture en est faite immédiatement, et la guérison est obtenue sans aucune manifestation de
péritonite. (Obs. XXI.)

La deuxième extirpation, faite chez un homme de cinquante-
sept ans, avec le thermocautère, par M. le professeur agrégé
Denucé, donne un résultat excellent, puisque nous avons appris,
il y a un mois à peine, que cet homme se portait très bien
actuellement, malgré un accident survenu quelques jours après
l'opération et consistant dans une perforation de l'urètre, de
sorte que l'urine, au moment de la miction, s'échappe à la
fois par la verge et l'anus. Le malade n'a pas voulu se sou-
mettre à la restauration du canal.

Les trois observations d'*hémorrhoïdes* ne présentent à signaler
qu'une tentative de dilatation couronnée de succès.

Nous ne nous arrêterons pas davantage sur des *végétations
périanales* enlevées au thermo-cautère.

Fistule à l'anus. — Les quinze observations de fistule à l'anus
méritent de nous retenir un peu plus. Deux fois elles coïncident
avec la tuberculose pulmonaire. Dans les autres cas, le mode
de traitement a été tantôt l'incision au bistouri, tantôt au
thermo-cautère. Ordinairement, cette incision a été suivie du
raclage du trajet.

Dans trois cas, le manuel opératoire a été différent. La
réunion immédiate des lèvres de l'incision a été tentée, ainsi
qu'elle avait été préconisée dans ces derniers temps; mais
nous devons dire que le résultat n'a pas été aussi brillant que
les auteurs semblent l'annoncer. La suture a été faite après
raclage du trajet. Deux fois la plaie s'est désunie rapidement;
dans le troisième, deux des points de suture avaient semblé
tenir, mais se sont défaits quelques jours après. C'est, en somme,
trois insuccès qu'a donnés ce procédé : la guérison a, du reste,
été obtenue comme à l'ordinaire. (Obs. XXII, XXIII, XXIV.)

Nos deux cas de *fissure anale* ont été traités par la dilatation. L'incision des *abcès de la marge* a été suivie de guérison rapide. Enfin, l'ablation d'un *polype muqueux anorectal*, chez une femme de cinquante-deux ans, s'est faite sans difficultés.

Péritoine. — Quatre observations, dont trois offrent un grand intérêt. Tout d'abord, une péritonite tuberculeuse chez une jeune femme de vingt-quatre ans. Les autres organes sont sains. Depuis quelques mois, les douleurs sont intolérables et la malade a considérablement maigri. Le ventre est tendu, bosselé, et à la palpation on sent des masses indurées superficielles. Un mois avant son entrée à l'hôpital, une ponction avait été faite dans un point fluctuant et avait donné issue à 150 grammes environ d'un liquide filant, huileux. Étant donné l'état des plus graves et les douleurs intolérables, une intervention est jugée nécessaire, et le 10 mars 1888 une incision de 22 centimètres est faite sur la ligne médiane. On trouve l'épiploon couvert de granulations tuberculeuses, épaissi en certains points. La paroi abdominale ne peut que difficilement être détachée des anses intestinales, et on trouve plusieurs petites cavités remplies d'un liquide analogue à celui que la première ponction avait retiré : la quantité trop petite de ce liquide ne permet pas de le recueillir. Toute la cavité est largement saupoudrée d'iodoforme et les lèvres de l'incision rapprochées ; sutures profondes au fil d'argent, sutures superficielles à la soie. Les jours suivants se passent sans incident, sans élévation de température, et, chose curieuse, les douleurs disparaissent à peu près complètement ; la malade sort un mois après considérablement améliorée, et ayant déjà repris un peu d'embonpoint : elle ne souffre plus. La guérison s'est maintenue, car j'ai reçu de ses nouvelles il y a quelques mois, ainsi qu'on le verra plus loin dans l'Observation XXV. C'est là un fait favorable à ajouter au traitement chirurgical de la péritonite tuberculeuse; qu'on me permette de renvoyer, à ce sujet, à la thèse de mon excellent camarade G. Maurange.

Deux autres cas de péritonite ont simulé absolument une occlusion intestinale, et ont fourni à M. Demons l'occasion d'une remarquable clinique sur le diagnostic de ces deux affections. Ces deux malades ont succombé, et chez l'un, jeune homme de dix-sept ans, il existait une péritonite généralisée aiguë, idiopathique; chez l'autre, l'inflammation était limitée à la région du foie, à la surface duquel existait une vaste collection purulente, absolument méconnue pendant la vie malgré les investigations les plus attentives. (Obs. XXVI et XXVII.)

Enfin, un homme atteint de tuberculose généralisée avec une ascite énorme, des ganglions suppurés, etc., ne passe que quelques jours dans le service.

CHAPITRE IX

Maladies des organes respiratoires.

Ici ne se rangent que peu de cas : c'est d'abord une bron‑
chite mise par erreur dans un service de chirurgie, puis une
sténose laryngée à la suite d'une trachéotomie intercricothy‑
roïdienne, puis un cancer du larynx, et enfin un malade atteint
de pleurésie purulente, à qui M. le professeur agrégé Denucé
pratique l'opération d'Estlander, opération qui, du reste, ne
tarit pas la sécrétion abondante du pus et reste en somme
peu avantageuse pour l'individu.

Le malade, atteint de cancer du larynx (épithélioma pavimen‑
teux lobulé), a subi, au commencement de 1887, l'extirpation
de la moitié de l'organe après trachéotomie préventive. Le
néoplasme avait débuté au moins un an avant. Nous ne parle‑
rons pas de cette opération faite avant notre arrivée dans le
service. A ce moment, cet homme paraît en bonne santé et
répond très bien aux questions en bouchant sa canule avec le
doigt. Les sons qu'il émet sont produits par le passage de l'air
entre les parois de la trachée et la canule : la voix a un timbre
aigre, analogue au son vibratoire d'une feuille de papier entre les
lèvres, mais elle est parfaitement distincte. Une fistule faisant
communiquer le larynx avec l'extérieur fait rentrer cet homme
au mois de décembre, L'avivement des bords et la cautérisa‑
tion du trajet ferment cette communication. Mais quelque

temps après on voit apparaître un bourgeon épithéliomateux à la base de la langue, puis la région périhyoïdienne devient tuméfiée, rouge, et bientôt se montre un énorme champignon exubérant. Cependant, sous l'influence de lavages répétés et de cautérisations faites par le malade lui-même au chlorure de zinc, à l'eau phéniquée à 50/1000 et à la teinture de Thuya, les masses fongueuses diminuent peu à peu au point de disparaître, et actuellement le malade conserve ses forces, son état général est bon; il a même pu entreprendre le voyage de Paris, où il prétend se montrer comme curiosité. Cette remarquable observation sera probablement publiée un jour dans son entier. Aussi n'insisterons-nous pas davantage.

CHAPITRE X

Maladies des organes génito-urinaires de l'homme.

Soixante-trois cas rentrent dans ce chapitre :

Verge. — Les trois cas de phimosis opérés ne présentent rien de particulier à signaler, sinon la guérison rapide d'une blennorragie rebelle auparavant.

Dans les deux cas de paraphimosis, la réduction a pu être faite par la pression digitale.

Reins. — Un seul cas de tumeur du rein qui mérite d'être rapporté avec détail, pour montrer combien le diagnostic est quelquefois difficile au point de vue de l'urgence de l'intervention. Chez cet homme, on sentait dans le flanc droit une tumeur bien limitée ne paraissant pas adhérente aux autres organes, car on pouvait lui imprimer certains mouvements : la matité, du reste, n'était pas très considérable. Nous n'insistons pas davantage sur le diagnostic qui plaçait cette tumeur dans le rein, diagnostic parfaitement confirmé du reste. La nature de la tumeur était présumée sarcomateuse. Le malade souffrait beaucoup, s'affaiblissait de plus en plus, perdait en urinant des quantités assez notables de sang, si bien qu'on pouvait espérer d'une néphrectomie la cessation des accidents. On verra, par l'observation XXVIII, en présence de quelles difficultés insurmontables s'est trouvé M. Demons. D'une part, une tumeur saignant beaucoup sans possibilité de lier les vaisseaux sans paroi résistante, d'où impossibilité de terminer l'opération en laissant le néoplasme ; d'autre part, impossibilité de l'enlever sans délabrements considérables, tels que la section de la veine-cave inférieure. C'est ce qui a été tenté cependant avec l'aide de M. le professeur Lanelongue. Le choc opératoire était très grand, la perte de sang considérable, et le malade mourait quelques heures après. L'examen histologique a montré qu'il s'agissait là d'épithélioma cylindrique : il y avait un petit noyau à la face inférieure du foie.

Vessie. — Sauf un cas de tumeur de la vessie et un cas de calculs, les observations se rapportent toutes à des cystites.

Nous avons essayé, chez la plupart de ces malades, la valeur des instillations de nitrate d'argent.

Deux d'entre eux étaient notoirement blennorragiques, et la guérison a été obtenue en très peu de temps. Trois instillations d'une solution au 1/30 ont suffi dans un cas.

Nous renvoyons, pour la relation de ces cas, à la thèse de notre excellent ami le Dr Augis (thèse Bordeaux, 1888).

Dans quatre autres cas, le diagnostic véritable était difficile à porter : il s'agissait d'hommes jeunes, dont la santé générale était bonne et dont les urines laissaient déposer une quantité considérable de muco-pus. Très souvent la surface du dépôt était striée de sang. Ces malades urinaient fréquemment et souffraient plus ou moins. Dans trois de ces cas, les instillations ont amené une amélioration notable. Dans le quatrième, elles donnaient lieu à des douleurs considérables qui obligèrent de cesser le traitement : le malade se trouva amélioré par des lavages boriqués qu'il se faisait lui-même sans sonde. Je dois dire que j'ai fait moi-même plusieurs fois le lavage de la vessie sans me servir de sonde et avec la plus grande facilité.

Enfin, dans deux autres cas la nature tuberculeuse de l'affection paraissait nettement établie : la médication a été purement symptomatique et générale.

Dans le dernier cas, nous avons observé, chez une jeune femme de vingt-deux ans, une rétention complète d'urine ayant duré plusieurs mois à la suite d'une périmétrite. J'ai eu l'occasion d'observer un cas analogue récemment à la salle 5, dans le service de M. le professeur Vergely, et il est remarquable de voir combien est persistante cette affection, malgré les traitements employés : santal, térébenthine, belladone, instillation de nitrate d'argent, lavages de la vessie, etc. Les mictions spontanées reviennent à la longue à mesure que diminue l'inflammation de l'utérus.

Calculs vésicaux. — Un cas. Trois séances de lithotritie. Rien de particulier.

Tumeur de la vessie. — Un cas de papillome villeux chez un marin, présentant, comme symptôme capital, des hématuries abondantes et un état d'anémie très prononcé. La cystotomie était décidée, quand le malade prend une pneumonie double dans la salle et meurt.

A citer encore un cas d'incontinence d'urine par paralysie du sphincter survenue *a frigore*. Les injections d'eau froide réveillent la contractilité des fibres musculaires et font cesser l'incontinence.

Urètre. — Trois cas d'urétrite chronique guérie par les instillations de nitrate d'argent au 1/30ᵉ.

Les rétrécissements de l'urètre nous offrent quatorze observations : l'un d'eux est remarquable par son siège, à cinq centimètres à peine en arrière du méat, et n'admettait qu'une bougie nᵒ 11. La dilatation progressive en vient facilement à bout. Nous devons également à cette dilatation lente et méthodique cinq autres guérisons de vieux rétrécissements plus ou moins serrés.

Enfin, l'urétrotomie interne a été pratiquée quatre fois, trois fois dans de bonnes conditions avec trois succès. La quatrième a été faite chez un homme entré dans le coma urémique et qui n'évacuait aucune goutte d'urine par l'urètre.

Chez l'un de ces opérés, le passage de la bougie conductrice avait été très laborieux et n'avait pas demandé moins de huit séances assez longues : des ponctions hypogastriques étaient faites matin et soir pour vider la vessie.

Dans un dernier cas, l'introduction de cette bougie filiforme tentée pendant plus de quinze jours a été impossible, et l'urétrotomie externe a été faite sans qu'on puisse trouver le bout postérieur de l'urètre ; le malade a été guéri par une seconde intervention, cathétérisme rétrograde, par la voie hypogastrique. (Obs. XXIX.)

Je ne ferai que signaler, pour être complet, un abcès de l'urètre incisé au thermo-cautère, incision suivie de l'évacuation d'une grande quantité de pus et du sphacèle du scrotum, enfin une rupture de l'urètre chez l'homme qui fait le sujet de l'Observation III.

Prostate. — Je ne m'arrêterai pas sur les deux cas d'hypertrophie de la prostate, qui sont sans intérêt.

Cordon spermatique. — Trois cas de varicocèle, un cas de kyste, un d'hydrocèle enkysté et un de sarcome fasciculé du cordon constituent ce groupe. Ce dernier cas est très intéressant, vu la rareté de tumeurs solides du cordon : il présente de plus, au point de vue du diagnostic, de l'intérêt par le mouvement de va et vient dans le canal inguinal dont il était animé et qui avait pu le faire prendre pour une pointe de hernie. (Obs. XXX.)

Le premier cas de varicocèle a été observé chez un homme de quarante-sept ans, qui s'en trouvait particulièrement gêné : la guérison a été obtenue en très peu de jours par la résection du cordon, à l'exception du canal déférent. Nous ferons remarquer un détail opératoire que M. Demons a emprunté à la pratique du professeur Denucé, et qui nous a paru très commode. Une fois le cordon mis à nu, ses éléments sont enserrés par un fort catgut dont on tient les bouts ; on peut ainsi le maintenir, et la section des éléments se fait très facilement sans craindre la rétraction des artères qu'on peut lier tout à son aise : on n'a ensuite qu'à laisser aller le fil. Un second cas n'a pas été opéré. Enfin, dans un troisième, il s'agissait d'un homme atteint de névralgie testiculaire rebelle, contre laquelle toutes sortes de traitements avaient été employés depuis dix ans sans succès. Comme il avait un peu de varicocèle double, M. Demons pense trouver là peut-être un mode de traitement efficace. Le cordon est sectionné, sauf le canal déférent à gauche ; à droite, il est réséqué sur une étendue de deux centimètres.

Le résultat a été nul, et le malade est encore actuellement en traitement dans le service de M. le professeur Pitres, où rien ne peut venir à bout de ces douleurs rebelles qui font, de cet homme jeune et robuste, un infirme.

Il n'est pas besoin d'insister sur les cas de kyste et d'hydrocèle enkystée, qui sont sans intérêt.

Testicule et ses enveloppes. — Les maladies du testicule, de l'épididyme et des différentes enveloppes du testicule nous présentent 19 cas.

Orchites........................ 4 cas
Epididymite..................... 1 —
Hydrocèle .... 5 —
Tuberculose testiculaire........... 5 —
Tumeurs du testicule............. 3 —
Eléphantiasis du scrotun.......... 1 —

Des quatre cas d'inflammation du testicule, trois sont imputables à la blennorragie, le quatrième traumatique. C'est également après une chute que se développe le cas d'épididymite que nous avons observé. La guérison a été facile à obtenir par le repos et les résolutifs.

Sur les cinq observations d'hydrocèle, quatre ont été traitées par la ponction suivie d'injection de teinture d'iode au tiers, le cinquième par l'incision antiseptique. Cette conduite a été dictée par l'existence d'un prolongement de la tumeur dans l'abdomen, et cependant il ne s'agissait pas là d'hydrocèle congénitale, car la cavité était bien limitée, seulement, au lieu de s'arrêter près de l'anneau, elle le dépassait : l'injection iodée pouvait présenter de sérieux dangers, si par hasard il avait existé un petit pertuis communiquant avec la cavité péritonéale. La guérison par ce procédé a été des plus rapides, et moins de trois semaines après l'opération cet homme eût été en mesure de partir, sans un érysipèle de la face contracté fortuitement et ayant prolongé un peu son séjour à l'hôpital. (Obs. XXXI.)

La tuberculose du testicule est représentée par cinq cas. Chez deux malades, les deux testicules étaient affectés avec propagation aux vésicules séminales : aucune intervention n'a été tentée.

Dans les trois autres cas, la castration a été faite avec succès. Chez l'un, le testicule était unique, l'autre ayant été enlevé l'année précédente pour la même raison. Le jeune homme qui en était porteur est un remarquable exemple de lésions tuberculeuses multiples avec conservation parfaite de la santé générale. C'est ainsi, comme on le verra par l'Observation XXXII, qu'il a présenté successivement une pleurésie purulente, une tuberculisation des deux testicules, une ostéite d'une côte avec production d'un petit abcès froid. Enfin, actuellement il est en traitement pour une tumeur blanche du genou gauche.

Les tumeurs du testicule sont, l'une un sarcome encéphaloïde chez un homme de trente-sept ans. Il n'y avait aucun symptôme général et la guérison a été absolument complète, puisqu'il se porte très bien actuellement. (Obs. XXXIII.) Chez un autre, l'examen histologique a montré qu'il s'agissait d'un carcinome : la tumeur était dure, appartenant au squirrhe.

Enfin, dans un dernier cas, le diagnostic n'a pu être fait, car le malade est parti sans opération : les opinions étaient partagées entre le carcinome et l'épithélioma. Mais ce qu'il y avait d'absolument intéressant dans ce cas, c'était la dégénérescence des ganglions inguinaux, chose anormale puisque les lymphatiques du testicule ne se rendent pas à la chaîne ganglionnaire du pli de l'aine. Lorsqu'on palpait profondément l'abdomen, on sentait également des masses indurées qui montraient l'envahissement des ganglions lombaires, et la dégénérescence de ceux de l'aine pouvait peut-être s'expliquer par envahissement rétrograde.

CHAPITRE XI

Maladies des organes génito-urinaires de la femme.

Utérus............. 23 cas.
Annexes de l'utérus... 18 — (Ovaires, 15; trompes, 13).
Vagin et vulve....... 1 —

Ovaires. — Les maladies de l'ovaire sont presque toutes dues à des kystes dont nous avons observé onze cas : les autres sont relatives à des tumeurs solides.

Kystes de l'ovaire. — Il faut distinguer les kystes appartenant à l'ovaire lui-même et ceux qui se sont développés dans le voisinage, dans le parovaire.

Parmi ces kystes, deux étaient dermoïdes. La classification peut ainsi en être faite :

Kystes de l'ovaire : Séreux............................... 1 cas.
               Multiloculaire séreux avec une poche dermoïde. 1 —
               Dermoïde............................... 1 —
Kystes du parovaire....................................... 2 —
Kyste de l'ovaire et du parovaire.......................... 1 —
Kystes inopérés.. 2 —

Ce tableau nous dispense de considérations oiseuses : du reste, j'ai cru bon de relater ces observations dans leur entier; on trouvera donc en les lisant les particularités intéressantes à chacune d'elles. (Obs. XXXIV à XL.) La seule qui, du reste, ait présenté un intérêt clinique particulier, est celle d'un kyste dermoïde, pris pour une hématocèle rétro-utérine et ouvert par le vagin. On verra combien les symptômes portaient vers ce diagnostic : l'ouverture vaginale devient une porte d'entrée ouverte aux germes extérieurs. Malgré le drainage et les précautions antiseptiques rigoureuses, la sécrétion du kyste devient de plus en plus fétide, la fièvre s'allume et une extirpation de la poche devient nécessaire, extirpation pleine de difficultés et que ne put supporter cette femme déjà très épuisée. C'est là un cas des plus instructifs, ainsi que l'a bien fait ressortir M. Demons dans une de ses meilleures cliniques.

Tumeurs de l'ovaire. — Au nombre de quatre, ces observations nous fournissent une mort.

Trois d'entre elles ont été opérées; la quatrième, accompagnée d'une ascite énorme, a été soulagée par une ponction : la tumeur paraissant très étendue et inopérable.

Dans deux autres cas le néoplasme était un sarcome : le premier énorme, et ne pesant pas moins de 10 livres, était accompagné d'un épanchement considérable de liquide dans le péritoine : la guérison a été des plus rapides; il n'en a pas été malheureusement de même du second. La tumeur formait une quantité de petits kystes séparés par des masses sarcomateuses elle était adhérente à tous les organes et la mort a eu lieu au troisième jour. L'opération avait été indiquée par les douleurs considérables et le pronostic fâcheux à brève échéance. (Obs. XLI et XLII.)

Enfin, dans un dernier cas, la tumeur était de nature épithéliale, la malade souffrait également d'une façon horrible : l'incision abdominale faite, on tombe sur des masses fongueuses bourgeonnantes à l'intérieur d'une poche adhérente aux organes voisins : toutes ces productions néoplasiques sont enlevées et la poche bourrée de gaze iodoformée, qu'on retire peu à peu les jours suivants par un pertuis laissé à la partie inférieure de

l'incision. La guérison se fait peu à peu : les douleurs disparaissent, et l'état général était encore excellent il y a quelque
temps. (Obs. XLIII.)

Trompes. — Trois cas de salpingite, l'une intéressante par
sa marche latente et sa terminaison. Il s'agissait d'une femme
d'une trentaine d'années entrée pour des métrorragies. On ne
constate rien qu'un allongement hypertrophique du col de
l'utérus. Cependant les pertes de sang persistent toujours : la
malade se plaint de faiblesse et de céphalalgie constante. L'amputation du col ne fait pas cesser ces accidents, et brusquement
la malade meurt avec des phénomènes de péritonite suraiguë.
On trouva à l'autopsie une salpingite double suppurée rompue
d'un côté dans le péritoine.

Utérus. — Vingt-trois cas, qui se divisent ainsi :

Métrites..........................	3 cas.
Déplacements....................	4 —
Polypes muqueux.................	2 —
Fibromes........................	5 —
Cancers.........................	9 —

Rien à dire des divers cas de métrites, qui ont été plus ou
moins améliorés par les topiques.

Déplacements. — Les déplacements de la matrice offrent plusieurs points intéressants à signaler.

Il s'agit d'abord d'un cas de rétroversion avec cystite,
amélioré par le repos.

Puis trois cas de prolapsus; deux ont été traités : le premier, par la fermeture de l'orifice vaginal, par l'épisiorrhaphie; l'autre, par la suppression de l'organe procident, par
l'hystérectomie vaginale.

De cette dernière nous ne dirons rien; nous renvoyons à
l'Observation XLVIII. Et, du reste, nous avons entrepris un

travail sur ce sujet. Je dirai seulement que la guérison a été parfaite et la malade complètement débarrassée d'une infirmité qui non seulement était gênante, mais portait atteinte à sa santé.

Dans l'autre cas, les grandes lèvres ont été suturées. Après avivement, on les rapproche par des fils d'argent et on maintient la malade les cuisses rapprochées pendant quelques jours. Nous devons dire que, dans ce cas, comme dans deux autres d'ailleurs, la réunion ne s'est pas faite, et c'est encore une question que nous nous proposons d'étudier en particulier. (Obs. XLIV.)

Polypes de l'utérus.— Deux cas enlevés sans incident. Dans le premier, c'était un petit polype développé, chez une femme de vingt-deux ans, sur le museau de tanche.

Dans le second, chez une femme de quarante-huit ans, il y avait, insérés dans l'orifice du col, deux polypes allongés dont l'un parcourait tout le vagin et faisait saillie à la vulve. Ils déterminaient des métrorragies abondantes.

Fibromyomes de l'utérus. — Dans le premier cas opéré, il y avait un énorme fibrome intra-utérin, dont une partie s'était engagée dans le col et s'était sphacélée. L'opération a été purement palliative et n'a consisté que dans le grattage des parties gangrenées. La malade, jeune fille de vingt-cinq ans, était très affaiblie par des hémorragies répétées. Elle succomba, quelque temps après, hors de l'hôpital.

Dans une autre observation, les hémorragies étaient également très abondantes et avaient mis la vie en danger. Le traitement par la méthode d'Apostoli les arrêta complètement, et la malade sortit considérablement améliorée.

Chez une autre femme, la présence d'un fibrome déterminait l'écoulement d'une grande quantité de liquide clair, ce que Trélat a appelé les *fibromes hydrorrhéiques*.

6

Enfin, un cas rapporté en détail dans le *Journal de Médecine de Bordeaux*, et résumé à l'Observation XLV, a été traité par l'hystérectomie abdominale, opération malheureusement suivie de la mort de la malade.

Cancer de l'utérus. — C'est ici qu'il faut déplorer l'entrée tardive des malades à l'hôpital, alors que le mal a déjà fait de grands progrès.

Ainsi, sur 8 cas, deux fois on a pu intervenir efficacement par l'ablation de l'utérus. Tout au plus a-t-on pu, dans un des autres cas, faire l'excision du col, qui a débarrassé la malade de masses bourgeonnantes et saignant abondamment; opération purement palliative, du reste.

Les trois cas d'hystérectomie ont donné un succès complet: dans le second cas, les pinces de Richelot, appliquées sur le ligament large, ont pincé l'urétère droit et déterminé une fistule urétéro-vaginale. La malade est partie et nous n'avons pu avoir de ses nouvelles. (Obs. XLVII.)

Enfin, dans le troisième, la malade était âgée seulement de vingt-sept ans et était enceinte. L'accouchement a pu se faire assez facilement à la Maternité, malgré la présence d'un énorme bourgeon fongueux remplissant presque tout le vagin. (Obs. XLVI.)

Vagin et vulve. — Un cas d'épithélioma du vagin inopérable, un cas de bartholinite guérie par l'excision et un cas de cystocèle vaginale constituent le bilan de ces affections.

Cette cystocèle vaginale a été traitée par le procédé de Jobert de Lamballe. L'opération avait été complétée par la suture des grandes lèvres par l'épisciorrhaphie qui, dans ce cas non plus, n'a pas réussi. La suture du vagin, elle, était solide et empêchait complètement la reproduction de la cystocèle. (Obs. XLIX.)

CHAPITRE XII

Maladies de la mamelle.

Abcès du sein.................... 8 cas.
Fissures........................ 1 —
Tumeurs........................ 11 —
Mamelle irritable............... 1 —

Les abcès du sein, de même que les gerçures de mamelon, n'offrent rien que de très banal, si ce n'est toutefois un abcès développé, en dehors de la lactation, chez une femme de vingt-sept ans, et ayant atteint un certain nombre de culs-de-sac à la fois, si bien que l'abcès s'est ouvert par une série de pertuis absolument analogues à ceux que produit un anthrax. La cause est restée difficile à expliquer; cet abcès est venu spontanément, sans traumatisme d'aucune sorte.

Les tumeurs du sein peuvent être divisées ainsi :

Épithéliomas.................... 1 cas.
Carcinomes..................... 6 — (1 mort.)
Sarcomes....................... 3 —
Kyste butyreux................. 1 —

Toutes ces tumeurs ont été enlevées, sauf chez une vieille femme atteinte de squirrhe en cuirasse et morte quelques jours après son entrée dans le service. Le foie était farci de noyaux cancéreux.

L'amputation du sein ne présente rien de particulier à

signaler; elle a toujours été faite largement, et, la plupart du temps, la glande enlevée en entier. Le nettoyage de l'aisselle a, dans tous les cas, été fait avec le plus grand soin. Toujours il y a eu réunion des lèvres de la plaie par première intention. Il est fâcheux, pour mieux fixer sur la fréquence de la récidive ou sur la généralisation viscérale, que les malades ne puissent être suivis facilement, après leur sortie de l'hôpital. L'observation du kyste butyreux est intéressante : un noyau assez dur, avec quelques points fluctuants, s'était développé chez une jeune femme pendant la lactation et devenait de plus en plus volumineux. L'extirpation, des plus simples, a montré que cette tumeur était formée par une matière concrétée analogue à du beurre.

Enfin, une femme est venue demander une intervention pour une tumeur qui n'existait pas, en réalité, car il s'agissait d'un de ces exemples de mamelle irritable.

CHAPITRE XIII

Maladies des régions.

I. — Tête

Ce chapitre sera bref, la plupart des cas que nous devons signaler n'offre aucun fait saillant.

Cuir chevelu. — C'est ainsi que nous avons eu un cas de gomme syphilitique ayant détruit une grande partie du frontal gauche, puis un kyste sébacé de la nuque, datant de quinze ans, chez un jeune homme de vingt et un ans, et guéri complètement après extirpation et raclage.

Face. — A citer un épithélioma de la joue droite chez une femme de quarante-six ans, et dont l'ablation détermine la production d'un ectropion que corrige un débridement ultérieur. Un homme de cinquante-huit ans, porteur d'un épithélioma ayant envahi toute la joue et détruit le nez, reste pendant quelque temps.

Un autre épithélioma de l'angle externe de l'œil est enlevé : la moitié de la paupière inférieure est sacrifiée; une autoplastie par lambeau frontal donne un résultat excellent.

Cinq autres cas d'épithéliomas divers sont sans intérêt; la plupart sont enlevés au thermo-cautère.

Nous insisterons un peu plus sur un cas de cancer méla-

nique de la joue, développé chez une femme de soixante-dix
ans, et que l'examen microscopique a démontré être du sarcome mélanique. Nous avons publié l'observation de cette
femme, car elle présente un fait absolument anormal dans
l'évolution de la mélanose, à savoir l'existence d'une tache
mélanique changeant de place et de configuration. — Nous en
donnons plus loin le résumé. (Obs. L.)

Cou. — Nous mentionnerons seulement un cas de lipome,
un cas de kyste sébacé, un de kyste congénital et deux cas de
sarcome. (Obs. LI.)

Seul, le kyste congénital présente quelque intérêt par sa
situation au niveau de la région de l'os hyoïde, sur la ligne
médiane où il représentait, à première vue, une kéloïde. Cette
malade, âgée de seize ans, avait vu, à l'âge de sept ans, se
former une tumeur de la grosseur d'une cerise, occupant la
région sus-hyoïdienne. Incisée à cette époque, il y eut récidive.
Au moment de l'opération il y avait, à ce niveau, un bourgeon
rougeâtre ayant des connexions profondes avec une sorte de
tige fibreuse s'enfonçant dans la région sus-hyoïdienne jusqu'à
la base de la langue. Une ponction en fit poindre un liquide
filant et jaune. On pensa qu'il s'agissait de la persistance du
canal de Bochdaleck qui va se perdre dans les muscles génio-
glosses. A la coupe, il y avait trois petits conduits glandulaires
tapissés d'éléments épithéliaux remplissant la lumière du canal.

II. — TRONC

Thorax. — Deux lipomes de la région sus-épineuse et de
l'épaule enlevés sans incident, un squirrhe de la région pectorale et un myxosarcome de la paroi, forment le contingent de
cette région.

Abdomen. — Ici, nous avons une fistule ombilicale urinaire qui n'a fait que passer dans le service; un fibromyxome de la région de l'aine droite, développé dans la paroi, datant de cinq ans, et enlevé facilement; enfin, un petit kyste de la région coccygienne, dermoïde, rempli de petits poils roux, fistuleux, et dont l'ablation a été suivie de guérison complète.

III. — Membre supérieur

Nous avons placé, dans un précédent chapitre, les panaris: Il nous reste à signaler un sarcome télangiectasique de l'avant-bras droit; un kyste synovial du poignet, un épithélioma de la main gauche; enfin, le cas d'un homme de soixante-deux ans, qui présentait un fibrome de la paume de la main droite, en même temps que des troubles trophiques de la phalangette de l'index gauche, consécutifs à une plaie de ce doigt. Le fibrome est enlevé et la phalange malade désarticulée.

En dernier lieu, citons un kyste à cysticerque de l'épaule, pris pour un fibrome sous-cutané douloureux dont il avait tous les symptômes.

IV. — Membre inférieur

Nous avons à signaler un lipome de la région dorsale du pied droit, siège rare de l'affection; un carcinome de la cuisse chez un homme de soixante-dix huit ans; un sarcome récidivé de la partie postérieure de la cuisse chez une femme de cinquante et un ans; un sarcome de la région tibiale antérieure droite; enfin, un kyste poplité gauche: tous ces cas, opérés avec succès. Puis une observation de pied plat douloureux. Deux pieds bots: l'un, guéri par la ténotomie et le redressement; l'autre, malheureusement terminé par la mort, chez une jeune fille atteinte du pied bot varus double, et à qui on avait pratiqué l'astragalectomie. (Obs. LII.)

Nous avons déjà signalé les deux cas de mal perforant. Toutes ces observations, avec le traitement employé et le résultat obtenu, sont indiqués dans le tableau récapitulatif des opérations, situé plus loin. Il nous reste, maintenant, à passer en revue les diverses causes de la mortalité, ce que nous allons faire en quelques mots.

Auparavant, nous devons, pour compléter nos chiffres, citer :

Une femme ayant une tumeur abdominale n'ayant pas été étudiée; 4 reposeurs, 4 malades sortis avant d'avoir été vus, 11 autres dont il est fait mention dans nos notes et dans les registres d'admission à l'hôpital et dont nous avons égaré le diagnostic, enfin 18 cas envoyés dans des salles de médecine. Soit, en tout : 35, dont 27 hommes et 8 femmes.

CHAPITRE XIV

Des causes de la mortalité.

Les décès, ainsi que nous l'avons vu, s'élèvent à 34, soit une proportion de 4 79 0/0.

Si nous éliminons les morts à la suite d'interventions, qui sont au nombre de dix, il nous reste vingt-cinq autres décès :

6 tumeurs arrivées à la période cachectique.
1 hémorragie dans un cas de cancer de la langue.
2 péritonites aiguës simples.
2 fractures du crâne par commotion et méningo-encéphalite.
2 ostéites tuberculeuses de la colonne vertébrale.
1 érysipèle compliquant un vaste épithélioma ulcéré du sein.
2 brûlures au 4e degré.
1 hémorrhagie à la suite de plaie artérielle.
1 fracture de la colonne vertébrale.
1 lymphangite gangréneuse chez un homme atteint d'abcès variqueux
  très étendus.
1 épiplocèle enflammée.
1 mort subite dans le cours d'une autre affection (plaie de la jambe).
1 congestion pulmonaire à la suite de fracture de côtes.
2 pneumonies dans le cours d'autres affections.

Ces deux dernières sont dues à l'habitude déplorable qu'ont certaines sœurs d'ouvrir sans discernement toutes les fenêtres sous prétexte d'aération; ainsi, l'un de ces malades avait simplement un ulcère variqueux; l'autre était porteur d'une tumeur de la vessie, qu'on se proposait d'enlever.

DEUXIÈME PARTIE

STATISTIQUE OPÉRATOIRE

CHAPITRE I

Comme on l'a déjà vu au début de ce travail, les opérations pratiquées du mois de novembre 1887 à la fin d'octobre 1888, se sont élevées au nombre de 236.

Elles ont été faites par M. le professeur Demons, par M. le professeur agrégé Maurice Denucé, pendant les mois d'août et septembre, par M. le Dr Princeteau, chef de clinique, enfin quelques-unes par nous-même.

Les décès survenus à la suite de ces opérations sont au nombre de 10, soit comme résultat brut 4,2 0/0.

12 amputations :

4 grandes amputations :

1 amputation de l'avant-bras............... 1 guérison.
1 désarticulation tibio-tarsienne............ 1 —
1 amputation du bras................... . 1 —
1 amputation de cuisse.................. 1 —

8 petites amputations :

2 désarticulations d'orteils................ 2 guérisons.
2 désarticulations métacarpo-phalangiennes ... 2 —

1 désarticulation du 1er métatarsien .... 1 guérison.
2 désarticulations de phalanges.............. 1 —
1 amputation du doigt .... 1 —

25 opérations sur les os et les articulations :

1 résection du poignet .... 1 guérison.
1 résection du coude..................... 1 —
1 résection de la jambe.................... 1 —
2 résections partielles de vertèbres........... 2 —
1 résection de l'épaule .... 1 —
1 arthroxesis (genou).................... 1 —
1 arthrotomie .... 1 —
1 trépanation du crâne.................... 1 —
10 raclages osseux .... 10 —
4 oblations de séquestre.................. 4 —
1 astragalectomie double (pied bot) .... 1 mort.
1 opération d'Estlander .... 1 guérison.

32 phlegmons et abcès :

22 adénophlegmons et abcès chauds traités par l'incision
antiseptique................................. 22 guérisons.
5 abcès froids traités par la ponction aspiratrice et l'injection iodoformée............................. 5 —
1 abcès froid traité par l'incision et le grattage........... 1 —
4 abcès froids traités par l'incision et le grattage après injection iodoformée.............................. 4 —

5 grattages de bourses séreuses et de ganglions :

1 incision et raclage de fongosités de bourse séreuse plantaire....................................... 1 guérison.
4 incisions et raclages de ganglions tuberculeux .... 4 —

24 opérations diverses :

3 raclages de trajets fistuleux .... 3 guérisons.
1 bec de lièvre .... 1 —
1 amygdalotomie.......................... 1 —
2 extirpations de kystes synoviaux (poignet, genou). 2 —
2 ténotomies................................ 2 —

4 ongles incarnées	4 guérisons.
7 autoplasties diverses	7 —
1 grenouillette	1 —
1 mal perforant...............................	1 —
1 ectropion...................................	1 —
1 greffe épidermique	1 —

50 extirpations de tumeurs :

9 ablations de tumeurs du sein...................	2 guérisons.
2 tumeurs de la région pectorale (squirrhe, myxosarcome)	2 —
1 lipome du dos................................	1 —
2 épithéliomas de la langue.....................	2 —
15 tumeurs de la face et du cou	15 —

Épithéliomas, 8, dont un sébacé. — Lipomes, 3. — Sarcomes, 4, dont un mélanique. — Cancroïde, 1.

1 épithélioma de la parotide.....................	1 guérison.
1 épithélioma de la glande et des ganglions sous-maxillaires	1 —
5 épithéliomas des lèvres.......................	5 —
3 kystes sébacés et dermoïdes...................	3 —
1 kyste coccygien..............................	1 —
1 kyste cysticerque............................	1 —
1 fibrome sous-cutané douloureux	1 —
1 sarcome de l'avant-bras	1 —
1 fibrome de la main	1 —
2 tumeurs de la cuisse (sarcome, carcinome)..........	2 —
1 sarcome de la jambe..........................	1 —
1 lipome du pied...............................	1 —
1 fibromyxome de la paroi abdominale.............	1 —
1 angiome du pli de l'aine.......................	1 —

2 observations sur les hernies :

1 cure radicale de hernie épiploïque	1 guérison.
1 kélotomie...................................	1 mort.

28 opérations sur le rectum et l'anus :

17 fistules et abcès.............................	17 guérisons.
2 dilatations pour fissures anales................	2 —
2 dilatations pour des hémorrhoïdes..............	2 —

1 scarification pour prolapsus........................ 1 guérison.
1 polype anorectal................................. 1 —
2 extirpations du rectum........................... 2 —
2 rectotomies linéaires............................. 2 —
1 végétation anale................................. 1 —

27 opérations sur les organes génito-urinaires de l'homme :

1 néphrectomie................................... 1 mort.
2 lithotrities.................................... 1 guérisons.
4 urétrotomies internes........................... 3 guér. (1 mort.)
1 vice de conformation du méat..................... 1 guérison.
3 phimosis....................................... 3 —
5 hydrocèles de la tunique vaginale................. 5 —
2 varicocèles.................................... 2 —
1 urétrotomie externe............................. 1 —
1 cathétérisme rétrograde......................... 1 —
1 kyste spermatique.............................. 1 —
1 tumeur du cordon.............................. 1 —
5 castrations.................................... 5 —

30 opérations sur les organes génito-urinaires de la femme :

12 ovariotomies ⟨ 9 kystes 3 morts.................... ⟩ 8 guér. (4 morts.)
              (3 tumeurs solides, 1 mort...........
1 laparotomie (péritonite tuberculeuse)............... 1 guérison.
1 hystérectomie abdominale (énorme fibrome)......... 1 mort.
4 hystérectomies vaginales......................... 4 guérisons.
2 fibromes de l'utérus............................ 2 —
2 polypes de l'utérus............................. 2 —
1 curettage de l'utérus........................... 1 —
2 abcès des grandes lèvres incisés.................. 2 —

4 opérations sur le vagin et les grandes lèvres :

1 suture du vagin. — 3 épisiorrhaphies.............. 4 —
2 amputations du col de l'utérus.................... 2 —

Si nous récapitulons ces diverses opérations nous verrons qu'il a été fait :

Yeux et paupières................... 2
Tête et face........................ 34

CHAPITRE II

Causes de la mortalité

La mortalité (10 morts pour 236 opérés) représente une proportion de 4,2 0/0, chiffre que l'on peut rapprocher, ainsi que nous l'avons dit au début de notre travail, de la statistique du professeur Trélat, 4,1 0/0 (16 morts sur 386 opérés).— Pendant la même période, M. le professeur agrégé Félix Terrier, à l'hôpital Bichat, obtenait une statistique mortuaire de 22 décès sur 357 opérés, soit 6,1 0/0. Dans le dernier volume de sa clinique chirurgicale, M. le Dr Péan relate 782 opérations faites du 1er janvier 1883 au 1er janvier 1885, avec 27 morts, soit une proportion de 3,4 0/0. Tels sont les résultats bruts donnés par les chiffres, mais ils sont susceptibles de commentaires et la mortalité opératoire vraie peut être singulièrement réduite. Nous allons pour cela passer rapidement en revue la cause de ces décès et leur date par rapport à l'opération.

1. Astragalectomie double pour un pied bot varus; septicémie, mort au quarantième jour.

2. Fractures multiples du crâne. Phénomènes pouvant être rapportés soit à de la méningo-encéphalite, soit à un abcès localisé. Tentative de trépanation, faite quand il était bien démontré que là était la seule chance, bien qu'aléatoire, de sauver le malade. Mort au troisième jour. Rien de particulier du côté de la plaie opératoire qui a bon aspect, mais à l'autopsie vaste abcès de la base du cerveau.

3. Énorme épithélioma cylindrique dur cin, déterminant un affaiblissement

rapide du malade par les hématuries qu'il produisait. La tumeur paraît bien mobile et ne donne qu'une matité relativement petite. On trouve dans la profondeur des prolongements enserrant la veine cave, l'aorte. La tumeur saigne abondamment. Mort quelques heures après de choc opératoire et de la perte abondante de sang.

4. Hernie inguinale étranglée depuis cinquante-trois heures. Pouls filiforme. Extrémités refroidies. Face grippée. L'intestin est sphacélé. Collection purulente dans la fosse iliaque. Mort quelques heures après la kélotomie.

5. Rétrécissement de l'urètre. Anurie complète. Coma urémique, Urétrotomie interne. Le malade meurt le lendemain sans avoir repris connaissance.

6. Kyste de l'ovaire. Ovariotomie. Rupture de deux fils d'argent sous l'influence d'un effort de vomissements le soir de l'opération. Hernie d'une anse intestinale. Péritonite aiguë. Mort au quatrième jour.

7. Kystes dermoïdes de l'ovaire. Symptômes simulant absolument l'hématocèle rétro-utérine. Incision du cul-de-sac postérieur du vagin. Evacuation du kyste qui s'enflamme. Rupture dans le péritoine. Ovariotomie *in extremis*. Mort quelques heurs après.

8. Kyste de l'ovaire. Ovariotomie. Mort subite au douzième jour (l'autopsie n'a pu être faite).

9. Fibromyome de l'utérus. Hystérectomie abdominale. Fixation du pédicule à la paroi de l'abdomen. Péritonite aiguë. Mort au troisième jour.

10. Sarcome kystique multiloculaire de l'ovaire. Adhérences multiples. Mort au troisième jour de péritonite aiguë. Abcès dans le cul-de-sac recto-utérin.

On voit de suite, comme il était facile de le prévoir, que le plus grand nombre de décès est survenu à la suite des opérations de la chirurgie gynécologique ou péritonéale. Leur nombre est relativement élevé à cause des nombreuses difficultés qui se sont présentées.

L'une de ces morts est due à un accident : deux fils d'argent ont cédé sans qu'on puisse s'expliquer ce fait autrement que par une qualité défectueuse.

Dans le cas de sarcome de l'ovaire, toutes les difficultés avaient été prévues; mais l'opération s'imposait, car la malade souffrait horriblement, avait de la fièvre tous les soirs et s'affaiblissait rapidement.

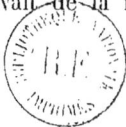

7

Dans le cas d'hystérectomie abdominale, la mort est due à la péritonite : c'est ce qui arrive fréquemment dans cette opération qui donne une mortalité élevée.

Il a été impossible de savoir quelle était la cause de la mort survenue au douzième jour dans l'autre cas d'ovariotomie.

Enfin, nous renvoyons à l'observation du kyste dermoïde, pour bien faire voir l'ensemble des circonstances malheureuses qui ont amené la mort dans ce cas intéressant et instructif au premier chef.

Les opérations sur les organes génito-urinaires de l'homme ne nous fournissent que deux décès :

Dans le premier, l'urétrotomie n'a été faite que comme pis aller; le malade était en plein coma urémique;

Dans le second cas, on s'est heurté à des difficultés considérables qui n'avaient pu être prévues. La mort est imputable à l'hémorragie abondante et au choc opératoire.

Une seule kélotomie a été faite : elle s'est terminée par la mort, mais la hernie était étranglée depuis cinquante-trois heures; l'intestin était sphacélé, le péritoine plein de pus; l'état général était aussi mauvais que possible, et la mort ne peut être imputée à l'intervention.

Il en est de même de la trépanation qui a été faite *in extremis* et en dernière ressource.

Dans l'astragalectomie, la mort est due à des accidents septicémiques, sans que nous puissions en découvrir la cause.

On voit par ce relevé rapide que sur les 10 cas de morts à la suite d'opérations, quelques-unes ne sont pas imputables à l'intervention et que 7 seulement ont été occasionnées véritablement par le traumatisme opératoire. Elles sont dues au choc dans un cas, à la septicémie et la péritonite dans les autres.

En somme, ces sept décès survenus chez deux cent trente-six

opérés, représentent une mortalité de 2,9 vraiment due à l'acte opératoire [1].

Nous n'avons pas besoin d'insister davantage sur ce chiffre éloquent par lui-même; ce résultat est dû aux précautions antiseptiques rigoureuses dont s'entoure notre maître M. le professeur Demons dans sa pratique opératoire, et au soin jaloux qu'il prend de la plus grande propreté, non seulement pour lui, mais pour tous les aides qui doivent approcher du lit d'opérations.

Nous ne doutons pas que la mortalité ne s'abaisse encore davantage quand des améliorations que se propose de faire incessamment l'Administration des Hospices, auront fait disparaître certaines conditions défectueuses et permettront d'obtenir une asepsie plus rigoureuse.

Bien des remarques intéressantes nous resteraient à faire sur les différents détails de technique, sur les différents procédés mis en usage; mais les limites de notre cadre ne nous le permettent pas, et du reste nous avons déjà signalé quelques points intéressants dans le cours de cette revision; d'autres feront l'objet de travaux ultérieurs.

---

[1] Envisagées dans les mêmes conditions, les statistiques parisiennes donnent les résultats suivants :

Statistique Trélat	....	1, 9 0/0
— Terrier	....	3,65 0/0
— Péan	....	2, 9 0/0

STATISTIQUE DES OPÉRATIONS

Sexe	Âge	État général	MALADIE	NATURE DE L'OPÉRATION	Guérison	Mort	OBSERVATIONS
H	45	Bon	Trajet fistuleux à la suite d'une amputation de Chopart.	Raclage du trajet.	»		Cette fistule s'était développée chez un homme atteint d'ostéophlébite du tarsus et ayant subi l'extraction de ses organes après ostéophlébite.
H	43	Assez bon	Trajet fistuleux du tarsus.	Raclage. — Avivement de la peau. — Suture.	»		Au bout de deux mois, le trajet fistuleux se reproduit. La deuxième intervention guérit définitivement.
H	24	Bon	Trajet fistuleux de la face postérieure de la cuisse sans lésion osseuse apparente.	1° Raclage du trajet après dédoublement. Enlèvement d'un petit séquestre; 2° Raclage de l'os et des parois du trajet fistuleux.	»		
H	50	Bon	Petit séquestre de l'extrémité inférieure du 3e métacarpien constaté à son niveau.	Extirpation, raclage des parties molles.	»		
H	24	Bon	Séquestre de l'extrémité supérieure de l'humérus gauche.	Extirpation, raclage des parties molles.	»		Ce séquestre s'était formé à la suite d'un phlegmon périarticulaire de l'épaule.
H	49	Bon	Nécrose de la 3e phalange du petit doigt.	Amputation de la phalange.	»		
H	22	Bon	Séquestre du 5e métatarsien gauche.	Extirpation, raclage des parties molles.	»		
H	44	Assez bon	Abcès par congestion de la région dorsale de la colonne vertébrale.	Ponction et injection iodoformée.	»		Sort quelques jours après. — L'abcès paraît affaissé.
F	25	Mauvais	Abcès par congestion multiples.	Quatre ponctions suivies d'injections d'éther iodoformé.	»		Les ponctions n'amènent aucun résultat, les parties s'enflamment; on les ouvre largement et on fait des lavages antiseptiques. Suppuration. Pleurésie double. Mort. Toute la colonne vertébrale est malade.
F	21	Bon	Abcès par congestion des vertèbres dorsales.	Deux ponctions suivies d'injections d'éther iodoformé. Incision large et grattage des parois et résection des lames et apophyses transverses de deux vertèbres.		†	Pas de résultat. — A la suite de la dernière opération, la malade est sortie complètement guérie; mais, un an après, un nouvel abcès s'est formé.
H	35	Mauvais	Mal de Pott de la région dorsale. Paraplégie et phénomènes de compression de la moelle.	Résection des apophyses épineuses et des lames de trois vertèbres.		†	La mort arrive quelque temps après par la persistance et l'aggravation des accidents. — La plaie était depuis longtemps cicatrisée.
F	26	Médiocre	Abcès par congestion datant de quatre mois.	Deux ponctions suivies d'injections d'éther iodoformé.	»		Sort améliorée.
F	34	Bon	Abcès froid de la région fessière.	Ponctions suivies d'injections iodoformées.	»		Sort améliorée.
F	49	Médiocre	Abcès froid de la région fessière.	Deux injections d'éther iodoformé. — Large incision et grattage de la poche. Résection partielle de l'articulation sacro-iliaque.		†	Pas de résultat. La plaie se referme rapidement, mais par un orifice la suppuration continue; l'état général devient mauvais. La malade tousse et maigrit beaucoup; elle retourne à la campagne.
H	20	Mauvais	Carie costo-vertébrale.	Raclage.		†	Mort au bout de cinq mois de suppuration et de fièvre hectique.
H	41	Bon	Ostéite de la 2e phalange du médius.	Désarticulation de la phalange.	»		
H	42	Bon	Ostéite tuberculeuse de l'extrémité inférieure du péroné droit.	1° Évidement de l'os. — Pansement iodoformé; 2° Au bout de quatre mois nouvelle intervention. — Grattage et pansement à l'iodoforme.	»		Une première intervention ne procure qu'une guérison passagère. Elle devient durable après la seconde.
F	24	Assez bon	Ostéite tuberculeuse de l'os du carpe. — Abcès de la main.	Incision. — Grattage.	»		État stationnaire; la suppuration persiste très longtemps et abondante.
H	58	Bon	Ostéite des os droits.	Raclage.		†	La malade se meurt, amputée de l'avant-bras gauche et a subi la résection du poignet droit. A un mal de Pott au début.
M	40?	Médiocre	Ostéite de l'extrémité inférieure du maxillaire inférieur. — Plusieurs trajets fistuleux.	Évidement.	»		État stationnaire; la suppuration persiste. Cependant plusieurs fistulettes nouvelles faites depuis lors semblent devoir amener la guérison.
H	47	Bon	Ostéite tuberculeuse du maxillaire droit consécutive à un panaris.	Trois raclages.	»		
F		Bon	Nécrose de la phalangette du médius droit consécutive à une ostéite.	Désarticulation de la phalange.	»		
H	18	Bon	Ostéomyélite de la partie supérieure du tibia gauche.	Large incision, raclage de l'os.	»		
F	47	Bon	Paralysie infantile et pied bot.	Ténotomie du tendon d'Achille et section de l'aponévrose plantaire interne.	»		

STATISTIQUE DES OPÉRATIONS (Suite)

Âge	État général	MALADIE	NATURE DE L'OPÉRATION	Résultat	OBSERVATIONS
F 31	Bon	Pied bot varus double.	Arasoplastomie double.	√	Mort au 30e jour d'accidents septicémiques.
H 52	Bon	Tumeur blanche du coude.	Résection du coude.	»	Guéri après une suppuration très longue.
H 24	Médiocre	Coxalgie suppurée de la hanche droite.	Résection de la hanche.	√	
H 24 70	Médiocre	Tumeur blanche de l'épaule.	Résection de l'épaule.	»	
	Bon	Tumeur blanche du doigt médius de la main droite au niveau de l'articulation de la 1re et de la 2e phalange.	Désarticulation métacarpo-phalangienne. — Extirpation d'un ganglion épitrochléen volumineux.	»	
H 24	Bon	Tumeur blanche du gros doigt.	Arthrotomie.	»	
H 48	Bon	Rétention de pus dans l'articulation du coude à la suite de fracture complexe du bras.	Arthrotomie.	√	
H 35	Bon	Synovite des gaines tendineuses du poignet droit. — Fongosités.	Raclage et résection du poignet.	√	
H 35	Bon	Synovite fongueuse du poignet droit.	Incision et curettage.	»	
H 47	Bon	Fongosités de la bourse séreuse de l'articulation métacarpo-phalangienne du gros orteil.	Ouverture. — Raclage.	»	
H 20	Bon	Adénite cervicale gauche tuberculeuse.	Incision et raclage des ganglions malades.	»	
H 27	Bon	Adénite tuberculeuse inguinale droite.	Incision et énucléation des ganglions.	»	
H 28	Bon	Adénite inguinale droite tuberculeuse.	Incision et grattage des ganglions.	√	
H 30	Bon	Adénite inguinale droite tuberculeuse.	Incision et grattage des ganglions.	√	
H 40	Bon	Écrasement de la phalangette du médius droit.	Amputation de la 2e phalange.	»	
H 42	Bon	Écrasement de l'index droit.	Désarticulation de l'articulation métacarpo-phalangienne.	»	
H	Mauvais	Écrasement de pied.	Désarticulation tibio-tarsienne.	»	Le malade allait succomber quand l'opération a été faite; la mort ne peut lui être imputée; elle a été faite en dernière ressource.
H 38	Bon	Fracture du crâne. — Méningo-encéphalite diffuse.	Trépanation.	»	
H 23	Bon	Plaie de l'avant-bras par arme à feu.	Amputation du bras.	√	
H 19	Bon	Plaie de la face par arme à feu. Lupus ayant détruit la muqueuse de la face.	Cinq autoplasties. Restauration de la sous-cloison.	√	
F 95	Mauvais	Érysipèle phlegmoneux ayant déterminé l'immobilisation locale. — Pied en équinisme.	Ténotomie.	»	La malade avait subi de larges débridements et un drainage de toute la jambe.
H 21	Médiocre	Pleurésie purulente.	Opération d'Estlander.	√	
H 66	Bon	Adénophlegmon de la région axillaire.	Incision.	»	
H 45	Bon	Phlegmon de la face dorsale de la main.	Incision.	√	
H 35	Bon	Phlegmon du dos du pied.	Incision.	√	
H 98	Bon	Adénophlegmon du creux de l'aisselle.	Incision.	√	
H 33	Bon	Phlegmon de la face dorsale du pied gauche.	Incision.	√	
H 34	Bon	Phlegmon périvariqueux de la jambe gauche.	Incision.	√	La suppuration est diminuée, mais non tarie.
F 38	Bon	Panaris du médius ayant envahi les gaines du fléchisseur.	Vaste incision.	√	
H 49	Bon	Phlegmon de l'aisselle gauche.	Incision.	√	
F 53	Bon	Phlegmon de la main gauche.	Incision.	√	
H 54	Bon	Phlegmon périarticulaire du genou droit.	Incisions multiples.	√	
F 47	Bon	Phlegmon du bras.	Incision.	√	
H 23	Bon	Abcès de la fesse droite.	Incision.	√	
H 56	Bon	Abcès de la fesse gauche.	Incision.	√	

STATISTIQUE DES OPÉRATIONS (Suite)

Sexe	Age	État général	MALADIE	NATURE DE L'OPÉRATION	Guérison	Mort	OBSERVATIONS
H	33	Bon	Abcès de la main droite.	Incision.	1		
H	48	Bon	Abcès de la face palmaire de la main.	Incision.	1		
F	28	Bon	Adénophlegmon du creux de l'aisselle gauche.	Incision.	1		
H	43	Bon	Vaste abcès de la région pectorale.	Incision. — Drainage.	1		
F	34	Bon	Abcès de la région tibiale.	Incision.	1		
F	25	Bon	Abcès de la région maxillaire inférieure.	Incision.	1		
H	40	Assez mauvais	Abcès péri-anal.	Incision au thermocautère.	1		
H	40	Bon	Abcès de la paume de la main.	Incision.	1		
H	10	Bon	Ongle incarné du gros orteil droit.	Excision.	1		
F		Bon	Ongle incarné du gros orteil droit.	Excision.	1		
H	40	Bon	Ongle incarné du gros orteil gauche.	Excision.	1		
H	35	Bon	Ongle incarné du gros orteil droit.	Excision.	1		
H	50	Assez bon	Mal perforant plantaire.	Amputation de la phalange.	1		
H			Mal perforant plantaire.	Désarticulation et greffes épidermiques.		1	La tentative d'autoplastie échoua par suite des lambeaux. On fait alors des greffes épidermiques et la cicatrisation était déjà très avancée quand ce jeune homme mourut subitement.
H	15	Bon	Troubles de la nutrition de la jambe à la suite d'un écrasement du pied.	Amputation de crime.	1		
H	56	Bon	Lipome de la région sus-épineuse.	Ablation.	1		
F	46	Bon	Lipome de la région latérale gauche du cou.	Ablation.	1		
H	55	Bon	Lipome de l'épaule gauche.	Ablation.	1		
H	48	Bon	Lipome de la région dorsale du pied droit.	Ablation.	1		
F	69	Bon	Sarcome mélanique de la joue droite.	Ablation.	1		
H	47	Bon	Squirrhe de la région pectorale droite.	Ablation.	1		
F	78	Bon	Carcinome de la cuisse.	Ablation.	1		
H	34	Bon	Sarcome du cordon spermatique.	Ablation.	1		
H	44	Bon	Épaulé de la mâchoire inférieure.	Ablation.	1		
F	34	Assez bon	Sarcome de la face postérieure de la cuisse gauche. — Récidive.	Ablation.	1		
H	48	Mauvais	Sarcome du cou.	Trois ablations successives.		1	Le mal se reproduit et gagne profondément, le malade se nourrit difficilement et meurt d'épuisement.
H	34	Bon	Sarcome de l'avant-bras.	Ablation.	1		A récidivé six mois après.
H	45	Bon	Épithélioma cylindrique du rein.	Néphrectomie.		1	Mort quelques heures après l'opération de choc et de perte de sang.
F	34	Bon	Myosarcome de la paroi thoracique.	Ablation.	1		
H	34	Non	Sarcome de la région tibiale antérieure droite.	Ablation.	1		
F	45	Bon	Kyste sébacé de la nuque.	Ablation.	1		
F	29	Bon	Kyste enroulé du poignet droit.	Incision sous-cutanée.	1		
H	60	Bon	Kyste du cordon spermatique.	Ponction et injection iodée.	1		
H	34	Bon	Kyste dermoïde sacro-coccygien.	Incision et ablation des parois.	1		
H	46	Bon	Kyste compliqué sus-hyoïdien.	Ablation.	1		
H	50	Bon	Kyste à cysticerque de l'épaule gauche.	Ablation.	1		

STATISTIQUE DES OPÉRATIONS (Suite)

Sexe	Âge	État général	MALADIE	NATURE DE L'OPÉRATION	Guérison	Mort	OBSERVATIONS
H	37	Bon	Kyste poplité gauche.	Ablation.	1	»	
F	21	Bon	Kyste sébacé du cuir chevelu.	Incision et curetage de la poche.	»	»	
F	46	Bon	Fibromyxome de la paroi abdominale.	Extirpation.	»	»	
H	62	Bon	1° Fibrome de la peau de la main droite. 2° Produit trophique de la phalangette de l'index gauche.	Énucléation.	1	»	
H	3 mois	Bon	Bec-de-lièvre.	Opération. — Procédé de Giraldès.	1	»	
F	40	Non	Épithélioma de la joue droite.	Ablation.	1	»	
F	58	Mauvais	Épithélioma de la face.	Ablation palliative au thermocautère.	»	»	Cachexie cancéreuse et affaiblissement progressif. Le malade quitte l'hôpital.
F	46	Non	Épithélioma de la joue droite.	Ablation. — Extorpion considératif opéré.	1	»	
H	62	Bon	Épithélioma du dos de la main gauche.	Amputation de l'avant-bras.	1	»	
H	71	Bon	Épithélioma du nez.	Extirpation au thermocautère.	1	»	
H	29	Bon	Épithélioma de la région temporale ... de l'œil.	Ablation. — Autoplastie.	1	»	
F	63	Bon	Épithélioma de la joue droite.	Ablation.	1	»	
F	69	Non	Épithéliomas multiples.	Ablation de deux tumeurs ulcérées.	1	»	
H	32	Bon	Épithélioma de la parotide.	Ablation.	1	»	
H	74	Bon	Épithélioma sous-parc du nez.	Ablation.	1	»	
H	73	Bon	Épithélioma de la glande sous-maxillaire.	Ablation.	»	»	A récidivé rapidement.
H	68	Bon	Cancroïde de la face et de l'os malaire gauche.	Ablation et résection de l'os.	1	»	
F	86	Bon	Tubercule sous-cutané douloureux de la jambe.	Ablation.	1	»	
F	58	Bon	Angiome sous-cutané du pli de l'aine.	Ablation.	1	»	
H	18	Bon	Hypertrophie des amygdales.	Amygdalotomie.	1	»	
H	95	Bon	Grenouillette sublinguale.	Excision et cautérisation des parois du kyste.	»	»	
H	33	Bon	Épithélioma de la lèvre et de la commissure droites.	Trois ablations successives.	1	»	La dernière opération a sacrifié toutes les parties voisines des points dégénérés sur une si grande étendue. La guérison a paru être complète.
H	70	Bon	Épithélioma de la lèvre supérieure.	Ablation de cette lèvre. Chéiloplastie.	1	»	
H	63	Bon	Épithélioma de la lèvre inférieure, papillomateux.	Ablation.	1	»	
H	57	Médiocre	Épithélioma de la langue.	Enlevé au thermocautère.	1	»	
H	56	Bon	Épithélioma interstitiel de la langue.	Ablation de la moitié de la langue après ligature des deux linguales.	1	»	
F	38	Bon	Polyp muqueux anorectal.	Ablation.	1	»	
H	55	Bon	Végétations rectales.	Enlevées au thermocautère.	»	»	
H	11	Bon	Hémorrhoïdes.	Dilatation de l'anus.	»	»	
H	30	Bon	Hémorrhoïdes.	Dilatation de l'anus.	»	»	
H	45	Bon	Abcès de la marge de l'anus.	Incision au thermocautère.	1	»	
H	47	Bon	Fistule de l'anus.	Incision. — Suture immédiate.	»	»	
H	39	Assez bon	1° Fistule à l'anus. 2° Rétrécissement du rectum.	Incision. — Suture. Dédilatation linéaire.	»	»	La suture n'a pas tenu; la guérison s'est faite secondairement.
H	52	Bon	Fistule à l'anus.	Incision.	»	»	La suture n'a pas tenu; la guérison s'est faite secondairement.
H	28	Bon	Fistule à l'anus.	Incision. — Suture.	1	»	La suture n'a pas tenu; la guérison s'est faite secondairement.
F	21	Bon	Fistule à l'anus.	Incision.	1	»	
F	23	Bon	Fistule à l'anus.	Incision.	1	»	
F	21	Bon	Fistule à l'anus.	Incision.	1	»	
H	15	Bon	Fistule à l'anus.	Incision.	1	»	

STATISTIQUE DES OPÉRATIONS (Suite)

— 108 —

Sexe	Age	État général	MALADIE	NATURE DE L'OPÉRATION	Résultat	OBSERVATIONS
F	30	Bon	1° Fistule à l'anus. 2° Métrite fongueuse.	Incision. Curettage de l'utérus.	1	Guérison après une poussée d'ovarite déterminée par une imprudence de la malade.
H	69	Bon	Fistule à l'anus.	Incision.	1	
H	40	Bon	Fistule à l'anus.	Incision.	1	
H	28	Bon	Prolapsus de la marge de l'anus.	Incision.	1	
F	43	Médiocre	Ataxie. — Fistule de l'anus.	Incision.	1	La guérison est lente à se faire.
H	33	Bon	1° Fistule à la marge de l'anus. 2° Fistule de l'anus et hémorrhoïdes.	Incision. Dilatation.	1	
H	38	Bon	2° Fissure à l'anus.	Scarification.	1	Pas de récidive. — Le prolapsus persiste.
F	50	Bon	Prolapsus du rectum.	Dilatation.	1	La malade déjà très faible est morte tout affaiblie. — Elle part chez elle.
H	52	Assez bon	Epithélioma du rectum.	Extirpation du rectum.	1	
H	46	Bon	Epithélioma du rectum.	Rectotomie linéaire.	1	La chute d'axe enlevée détermine la perforation de l'artère et l'urine suinte par l'anus au moment de la miction. — Le malade va encore bien, à l'époque actuelle.
H	57	Bon	Epithélioma du rectum.	Extirpation du rectum au thermocautère.	1	L'opération est faite absolument in extremis. — L'intestin étant sphacélé, le malade refroidi et le poids imperceptible.
H	63	Très mauvais	Hernie congénitale étranglée.	Kélotomie.	1	Mort au deuxième jour par rupture de deux fils d'argent à péritonéale.
F	24	Assez bon	Périmétrite tuberculeuse.	Laparotomie.	1	
F	32	Bon	Kyste de l'ovaire gauche.	Ovariotomie.	1	
F	63	Bon	Kyste de l'ovaire gauche et du pervaire droit.	Ovariotomie.	1	

— 109 —

Sexe	Age	État général	MALADIE	NATURE DE L'OPÉRATION	Résultat	OBSERVATIONS
F	30	Mauvais	Kyste dermoïde de l'ovaire.	Ovariotomie.	1	Le kyste est pris pour une hématocèle rétro-utérine. — Incision par le vagin. — Drainage. — Inflammation de la paroi. — Rupture dans le péritoine. — Ovariotomie in extremis.
F	45	Très mauvais	Sarcome kystique multiloculaire de l'ovaire droit.	Ovariotomie.	1	Mort au troisième jour. — Phlegmon pelvien.
F	27	Bon	Kyste de pervaire droit.	Ovariotomie.	1	
F	37	Assez bon	Kyste de pervaire droit.	Laparotomie et extirpation du kyste.	1	
F	74	Assez bon	Kyste de l'ovaire droit.	Ovariotomie.	1	
F	34	Assez bon	Kyste de l'ovaire, du pervaire droit. — Epilepsie.	Ovariotomie.	1	
F	30	Bon	Kyste de l'ovaire gauche.	Ovariotomie. — Extirpation de la tumeur.	1	Morte au quatorzième jour subitement.
F	33	Assez bon	Epithélioma cylindrique de l'ovaire droit.	Laparotomie. — Extirpation de la tumeur.	1	
F	46	Assez bon	Sarcome des deux ovaires.	Ovariotomie.	1	Cette opération est évidemment palliative et a pour but de porter remède aux hémorrhagies abondantes fournies par les bourgeons épithélio-matoux.
F	34	Médiocre	Epithélioma de l'utérus.	Excision et raclage du col.	1	
F	57	Assez bon	Epithélioma de l'utérus.	Hystérectomie vaginale.	1	
F	45	Assez bon	Epithélioma de l'utérus.	Hystérectomie vaginale.	1	Fistule urétéro-vaginale consécutive.
F	50	Médiocre	Prolapsus utérin.	Hystérectomie vaginale et opération de sacrolphaphie.	1	
F	35	Mauvais	Fibrome utérin dont une partie engagée dans le col est épaissie.	Extirpation des parties sphacélées.	1	La malade guérit parfaitement. — La suture des grandes lèvres ne tient pas. — L'état général devient excellent.
F	44	Assez bon	Fibrome de l'utérus.	Hystérectomie abdominale.	1	La malade sort, elle meurt quelque temps après d'épuisement.
F	36	Assez bon	Allongement hypertrophique du col.	Amputation du col.	1	
F	50	Assez bon	Fibrome de l'utérus faisant saillie dans le vagin.	Ablation.	1	
F	22	Bon	Polype muqueux de l'utérus.	Ablation.	1	

STATISTIQUE DES OPÉRATIONS *(Suite)*

Sexe	Age	État général	MALADE	NATURE DE L'OPÉRATION	Guérison	Mort	OBSERVATIONS
F	48	Bon	Polype muqueux de l'utérus.	Ablation.	1	»	
F	57	Bon	Prolapsus utérin.	Épisiorrhaphie.	1	»	Les sutures ne tiennent pas, mais l'avivement détermine une rétraction cicatricielle qui, en diminuant l'orifice, empêche l'utérus de faire saillie au dehors.
F	65	Bon	Cystocèle vaginale.	Opération de Jobert de Lamballe. — Épisiorrhaphie.	1	»	
F	59	Bon	Abcès des grandes lèvres.	Incision.	1	»	
F	23	Bon	Bartholinite suppurée.	Incision.	1	»	
F	58	Bon	Carcinome du sein gauche. — Récidive.	Ablation des noyaux malades.	1	»	
F	56	Bon	Carcinome du sein gauche. Récidive.	Ablation des noyaux malades.	1	»	
F	36	Bon	Sarcome du sein gauche.	Ablation du sein.	1	»	
F	44	Bon	Carcinome du sein gauche.	Amputation du sein.	1	»	
F	53	Bon	Squirrhe du sein droit.	Amputation du sein.	1	»	
F	58	Bon	Kyste hydroïque du sein droit.	Extirpation.	1	»	
F	42	Bon	Squirrhe en masse du sein gauche.	Amputation totale du sein.	1	»	
F	70	Bon	Sarcome kystique du sein gauche.	Ablation du sein.	1	»	
H	61	Bon	Sarcome encéphaloïde du sein droit.	Ablation du sein.	1	»	
H	23	Bon	Fongus tuberculeux du testicule gauche.	Castration.	1	»	
H	17	Bon	Testicule tuberculeux.	Castration.	1	»	
H	57	Bon	Testicule tuberculeux.	Castration.	1	»	
H	50	Bon	Sarcome du testicule.	Castration.	1	»	
H	61	Bon	Carcinome encéphaloïde du testicule.	Castration.	1	»	
H	59	Bon	Hydrocèle enkystée du cordon gauche.	Ponction et injection iodée.	1	»	
H	46	Bon	Hydrocèle de la tunique vaginale.	Incision antiseptique.	1	»	
H	60	Bon	Hydrocèle de la tunique vaginale.	Ponction et injection iodée.	1	»	
H	09	Bon	Hydrocèle de la tunique vaginale.	Ponction et injection iodée.	1	»	
H	85	Bon	Hydrocèle de la tunique vaginale.	Ponction et injection iodée.	1	»	
H	47	Bon	Hydrocèle double.	Ponction et injection iodée.	1	»	
H	39	Bon	Varicocèle douloureux du côté gauche.	Section du cordon.	1	»	La névralgie n'est pas enlevée.
H	60	Bon	Névralgie testiculaire double. — Varicocèle double.	Section et résection des canaux déférents.	1	»	
H	49	Bon	Rétrécissement de l'urètre.	Uréthrotomie interne.	1	»	
H	60	Bon	Rétrécissement de l'urètre.	Uréthrotomie interne.	1	»	
H	59	Bon	Rétrécissement de l'urètre.	Ponctions vésicales et uréthrotomie interne.	1	»	
H	39	Bon	Rétrécissement de l'urètre.	Uréthrotomie interne.	1	»	
H	39	Bon	Atrésie du méat urinaire.	Débridement.	1	»	
H	34	Très mauvais	Rétrécissement de l'urètre. Anurie. — Coma urémique.	Uréthrotomie externe.	»	1	L'opération est faite in extremis.
H	61	Bon	Rétrécissement infranchissable de l'urètre.	1º Uréthrotomie externe. 2º Cathétérisme rétrograde.	1	»	L'uréthrotomie externe ne donne pas de résultat; le bout postérieur de l'urètre ne peut être trouvé.
H	23	Bon	Calculs vésicaux.	Deux lithotrities.	1	»	
H	59	Bon	Phimosis.	Circoncision.	1	»	
H	50	Bon	Phimosis.	Circoncision.	1	»	
H	50	Bon	Phimosis.	Circoncision.	1	»	

TROISIÈME PARTIE

OBSERVATIONS

OBSERVATION I

Plaie par arme à feu de la partie inférieure de l'avant-bras. Anévrysme. Névrome. Troubles moteurs de sensibilité, trophiques (Résumée. V. *J. de Méd. de Bordeaux*, 8 avril 1888, p. 424).

P... (Dominique), vingt-neuf ans, manœuvre, entré le 9 novembre 1887, salle 18, lit 8, a reçu la veille au soir une balle de revolver à la partie inférieure du bras gauche, qui est traversé de part en part à huit centimètres en arrière, à deux centimètres en avant de l'articulation du coude. Un écoulement abondant de sang a eu lieu par la blessure. Quand on défait le pansement, qui est encore imbibé de sang, on constate seulement un peu d'empâtement de la région. Pansement antiseptique, ouaté et compressif. La guérison se fait sans incident.

Tableau de la Température.

	matin.	soir.		matin.	soir.
9 novembre.	37°4	37°8	14 novembre.	36°6	37°4
10 —	37 2	37 4	15 —	36 6	37 4
11 —	36 8	37 »	16 —	36 8	37 4
12 —	37 8	36 8	17 —	36 8	37 2
13 —	37 »	» »			

Toutefois, le malade se plaint de ne pas sentir ses doigts; fourmillements de temps en temps; anesthésie complète du pouce, de l'index et du médius.

Le 25 novembre. La guérison est complète. L'examen révèle au niveau de l'orifice postéro-interne l'existence d'une tumeur, du volume d'une noix, animée de battements et présentant un souffle systolique à l'auscultation.

8

D'où le diagnostic d'anévrysme artériel diffus, sans doute par blessure de l'artère humérale. On met un pansement légèrement compressif, et le

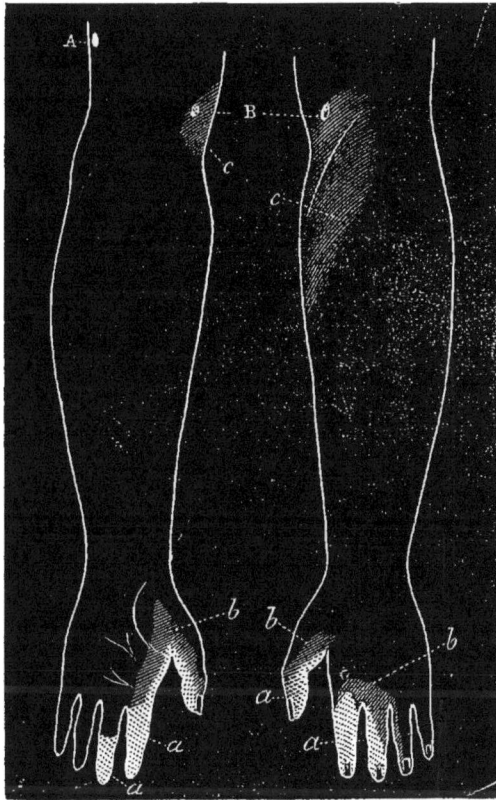

FIG. 1. — ÉTAT DE LA SENSIBILITÉ LE 22 DÉCEMBRE 1887

A. Orifice supérieur et interne. — B. Orifice inférieur et externe. — *a*. Régions où l'anesthésie est complète. — *b*. Régions où la sensibilité est presque complètement abolie. – *c*. Régions où la sensibilité est seulement émoussée.

3 décembre cette tumeur a disparu ; il ne reste plus qu'une petite masse, dure, indolente et mal limitée. Mais au-dessus et en arrière, on rencontre, au

niveau du trajet du médian une petite nodosité dont la pression détermine à la main des douleurs vives et de l'engourdissement. Diagnostic : névrome par

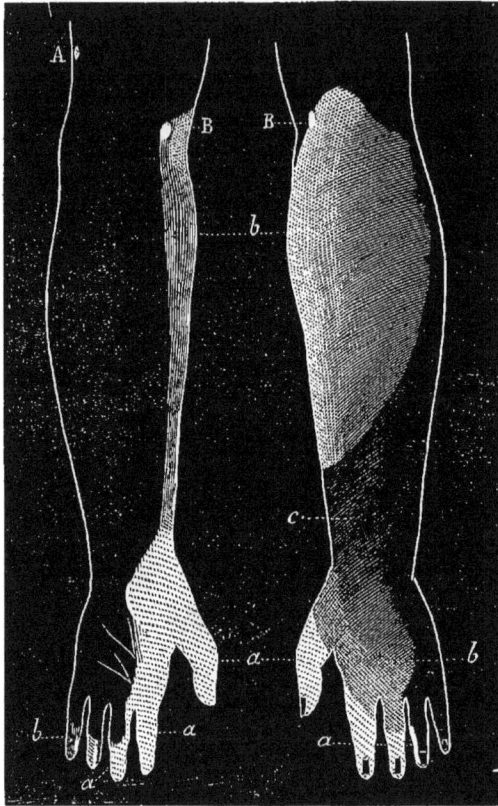

Fig. 2. — État de la sensibilité le 9 janvier 1888

A. Orifice supérieur et interne. — B. Orifice inférieur et externe. — a. Anesthésie totale. — b. Sensibilité presque complètement abolie. — c. Sensibilité seulement émoussée.

plaie ou irritation nerveuse. La sensibilité reste abolie à la main et le malade accuse un affaiblissement considérable dans les mouvements de la main et des doigts.

Le 26 décembre. J'étudie en détail les divers symptômes.

1° *Motilité*. — Attitude de la main normale. Doigts légèrement fléchis. Les doigts peuvent être fléchis complètement, sauf le pouce et l'index ; le médius se ferme incomplètement. La deuxième phalange du pouce ne peut être fléchie sur la première. L'écartement et le rapprochement des doigts est possible. Dynamomètre : M. S. D., 43 ; M. S. G., 7. La contractilité électrique n'a pu être entièrement cherchée. Un fort courant intermittent ne détermine pas de contraction dans l'éminence thénar et ne fait fléchir ni le pouce ni l'index.

2° *Sensibilité*. — Les troubles de la sensibilité sont faciles à comprendre par l'examen de la figure 1. Sensibilité au contact conservée, sauf au niveau de la dernière phalange du pouce et de l'index. Notions de chaleur et de froid conservées. Fourmillements au niveau du pouce, de l'index et du médius.

3° *Troubles trophiques*. — La sueur paraît diminuée du côté malade. Température plus basse que du côté opposé.

Atrophie musculaire notable. Éminences thénar et hypothénar considérablement diminuées de volume.

Partie moyenne du bras gauche....................	22 cent. »
— du bras droit........................	24 — »
Avant-bras, à 3 centimètres du pli du coude, à gauche..	22 — »
— à droite...	25 — 1/2.
— partie moyenne, à gauche...............	19 — 1/2.
— — à droite.................	21 — 1/2.
— partie supérieure, à gauche..............	16 — »
— — à droite..............	12 — 1/2.

Battements des artères de l'avant-bras faibles, surtout ceux de la radiale. Pas de modification apparente jusqu'au 9 janvier où les symptômes sont de nouveau étudiés. Traitement électrique régulièrement suivi pendant cette période. Examen le 9 janvier. Rien de changé dans les troubles moteurs. Sensibilité représentée par la figure 2.

Le 13 janvier. Apparition d'une phlyctène à la face postérieure de l'index, immédiatement au-dessus de l'ongle. Deux jours après, deux phlyctènes apparaissent au niveau de la dernière phalange du pouce à la face antérieure et persistent longtemps sous forme d'une dépression noirâtre.

Pas de modification nouvelle jusqu'à la sortie du malade à la fin de février.

Observation II

Plaie par arme à feu du menton ayant perforé la langue, la voûte palatine, enlevé l'œil droit et une partie du maxillaire supérieur.

S... (Jean), vingt-trois ans, fabricant de caisses, entré le 19 avril 1888, salle 18, lit 12, s'est tiré sous le menton, à bout portant, un coup de fusil de chasse du calibre 16, chargé à plomb. La plaie d'entrée de la balle siège un peu à gauche de la ligne médiane, la langue a été traversée, le voile du palais et la voûte palatine perforés, le maxillaire et l'os malaire en partie enlevés; le plancher de l'orbite n'existe plus, l'œil droit a été emporté. Il y a à la place de la joue droite une plaie horrible qui permet de voir tout le pharynx; la surface basilaire apparaît nettement à la vue.

Pansement phéniqué. Bourgeonnement de la plaie et suppuration abondante. Quelques jours après, on met de niveau, par des fils d'argent, l'arcade dentaire supérieure; en effet, le maxillaire supérieur fracturé en plusieurs endroits avait complètement disjoint la voûte palatine et les dents de la rangée supérieure ne formaient plus une rangée continue et régulière. La consolidation se fait assez bien dans la position donnée. La plaie bourgeonne bien et se rétrécit chaque jour. Cependant, il reste toujours un trou disgracieux.

Le 17 août. On prend un lambeau sur le front qu'on ramène pour fermer cette solution de continuité. Mais le lambeau n'étant pas soutenu profondément se nourrit mal et se sphacèle.

Le 6 octobre. Le malade se plaint des dents. On constate un gonflement de la joue gauche, une rougeur diffuse et, profondément, sous la gencive, un petit abcès dentaire. Frissons et douleur dans la région sous-maxillaire.

Le 8. La rougeur est très nette, le gonflement de la joue assez considérable, les ganglions sous-maxillaires engorgés. Vomissements. Céphalalgie. Vaste plaque rouge s'étendant depuis la paupière inférieure œdématiée jusqu'au sillon naso-labial et occupant la moitié interne de la joue gauche.

Pas de phlyctènes. Ganglions sous-maxillaires peu volumineux, mais très sensibles.

Traitement par les injections hypodermiques d'acide phénique (V. Faivre, th. Bordeaux, 1888. Obs. XI, p. 78), qui amènent la résolution.

Le 16. Le malade quitte la salle d'isolement pour rentrer à la salle commune.

Le 14 novembre. Les bords de la plaie sont décollés et rapprochés. On les réunit par des sutures au crin de Florence, en laissant une place pour la narine et une pour l'œil droits. Les sutures du bord nasal cèdent.

Le 30. Nouvelle autoplastie destinée à combler complètement. Pansement phéniqué tiède. Les sutures tiennent bon.

Le 21 décembre. Nouvelle autoplastie au niveau de l'aile du nez. Greffe épidermique au niveau de la cicatrice frontale, due à la première autoplastie.

Cette dernière opération est suivie d'un résultat assez satisfaisant; car, actuellement, toute la plaie est fermée, on a ménagé des paupières qui, avec un œil artificiel, contribueront à diminuer l'aspect repoussant.

OBSERVATION III

Plaie par arme à feu de la région fessière ayant perforé la vessie, sectionné l'urètre, dénudé la verge et les testicules. Érysipèle migrateur. Guérison.

F... (François), quarante-sept ans, manœuvre, reçoit, le 27 octobre 1887, à bout portant, la charge de son fusil, contenant du plomb n° 8, au niveau de la fesse droite, à sept centimètres du grand trochanter.

Porté immédiatement à l'hôpital Saint-André, salle 18, lit 28, on sent au niveau du scrotum, à gauche, une masse étrangère que le blessé croit être la bourre. Pendant la nuit, gonflement énorme et douleurs considérables.

Le lendemain 28, à la visite on constate un œdème énorme de la verge et du scrotum. Une ecchymose considérable s'étend sur la cuisse droite, la peau des bourses est toute noire. Rétention d'urine complète pendant la nuit : le prépuce est en paraphimosis. Le malade est soumis à l'anesthésie chloroformique et on débride le prépuce. La verge est incisée au-dessus et au-dessous; les bourses sont également débridées. Pendant la journée, la rétention d'urine persiste; l'interne de garde, appelé, pratique le cathétérisme avec une sonde molle et ramène environ 300 grammes d'une sérosité roussâtre. La matité vésicale persiste, le malade n'est pas soulagé.

Le 29. Deux points de suture au prépuce. Cathétérisme. La sonde tourne à droite et semble s'engager le long de la branche descendante du pubis; enfin, après plusieurs tentatives, elle pénètre dans la vessie; une grande quantité d'urine est évacuée; la sonde est laissée à demeure, car selon toute évidence il y avait une rupture de l'urètre.

La suppuration est énorme; les testicules sont complètement à nu, l'urine s'écoule par une ouverture située à la base du scrotum et de la verge, du côté droit; à chaque lavage, il tombe de nombreux grains de plomb.

Le 31 octobre. Petit phlegmon à la fosse iliaque gauche. Incision de trois centimètres. Drainage. Il y a également menace de phlegmon au niveau de la fosse iliaque droite; mais les phénomènes s'amendent au bout de quelques jours. L'ouverture du côté gauche se cicatrise rapidement. La température oscille entre 39° et 39°6.

Le 7 novembre, apparaît sur la cuisse gauche une rougeur qui s'étend peu à peu. La température du 6 au soir est de 40°9.

Le 8. On constate nettement un relief limitant une grande plaque rouge tenant toute la face interne de la cuisse. Taches analogues sur la poitrine, le coude et le bras gauche. La rougeur envahit les jours suivants la cuisse droite, la jambe gauche, la jambe droite, le pied droit, la figure qui devient très œdémateuse. La température oscille entre 39 et 40°4.

Le 13. La rougeur a envahi tout le cuir chevelu, qui est le siège de vives douleurs. Cependant l'état général n'est pas mauvais et la température baisse lentement. Les lavages ont, pendant ce temps, détergé des clapiers et dans un cul-de-sac, celui à la partie supérieure de la cuisse gauche, on déloge une cinquantaine de grains de plomb.

A droite, à la racine de la cuisse, une incision évacue une grande quantité de pus collecté et une masse de grains de plomb.

Amélioration notable les jours suivants : la suppuration est moindre. Les enveloppes de la verge et des testicules ont complètement disparu : les deux testicules sont pendants. La température, toujours élevée le soir, 38°6 et 39°2, descend le matin à 38° et même 37°4.

Le 28 novembre. Douleur intense. La température monte le soir à 39°6.

Le 29. Gonflement et rougeur du sillon situé entre le scrotum et la racine de la cuisse. Fluctuation. Incision livrant passage à du pus et à 170 grains de plomb. Soulagement et abaissement de la température, qui tombe le soir à 38°2.

Depuis l'établissement de la sonde à demeure, disons qu'on a constamment fait, matin et soir, des lavages boriqués de la vessie.

Les jours suivants, l'état est bon ; la température descend à 36°8, le 4 décembre au soir.

Le 5 décembre. Elle remonte brusquement à 39°2 le soir, sans que rien puisse expliquer cette ascension. On prescrit 80 centigrammes de sulfate de quinine. La température subit des écarts considérables entre le matin et le soir. Assez basse le matin, 37°2 à 37°6, elle atteint le soir 38°8.

Le 10. Elle atteint 39°6, puis s'élève brusquement le 12 au soir à 41°. On constate de l'œdème du pied droit et une rougeur diffuse, indice d'une nouvelle poussée érysipélateuse qui cède bientôt, et la température retombe pour y rester au-dessous de 37°5. Pendant ce temps, des bourgeons se sont mis à proliférer partout et, le 16, les testicules sont complètement recouverts d'un nouveau scrotum. Cependant l'urine s'écoule toujours par la plaie située à la base de la verge ; lorsqu'on injecte de l'eau boriquée, une partie revient également par cette voie. Cependant la quantité en devient de jour en jour moins considérable et l'écoulement par là cesse complètement vers la fin de décembre. La plaie d'entrée de la balle, au niveau de la fesse, est complètement cicatrisée dès les premiers jours de janvier 1888. La sonde est retirée le 20 janvier et le malade sort complètement guéri le 10 février.

OBSERVATION IV

Hernie inguinale gauche (entéro-épiplocèle) d'origine traumatique.

M... (Jules), cinquante-deux ans, arrangeait, le 27 février 1888 des sacs de sucre, lorsque par un faux mouvement l'un de ces sacs, pesant 100 kilos, lui tombe sur le bas-ventre d'une hauteur de deux mètres environ. Pas de perte de connaissance. Sensation de rupture dans la région inguinale gauche et apparition d'une tumeur du volume du poing. Le lendemain entre à la salle 18, lit 6.

On constate de la fièvre, du ballonnement du ventre et une douleur généralisée dans cette région. Glace, quinze sangsues au pourtour de l'anneau.

A l'examen, aucun organe ne paraissait lésé. Pas de trouble de la défécation ni de la miction. Une fois les symptômes douloureux apaisés, la tumeur inguinale peut être examinée plus facilement. Ecchymose diffuse de la région hypogastrique. Tumeur ovoïde à grand axe obliquement dirigé suivant le trajet du canal inguinal. Au-dessous, les bourses sont flasques et pendantes, œdématiées, elles renferment les deux testicules. Tumeur rénitente, dure, à grosse extrémité dirigée en bas et en dedans, mobile dans tous les plans, surtout transversalement, même si on fait contracter les muscles de l'abdomen. Dans le plan vertical, la mobilité est assez restreinte. Quand on tire la tumeur en bas, on détermine de petites coliques. Pas de pédicule pouvant être senti.

Percussion. Son très mat à la partie inférieure, clair à la partie supérieure; irréductibilité absolue, d'où le diagnostic d'entéro-épiplocèle produite par dilatation brusque de l'anneau.

La tumeur diminue peu à peu de volume, elle n'est plus douloureuse. Le malade sort. Il revient se faire voir le 6 avril; la tumeur a maintenant le volume d'un testicule normal.

D'après le dire du malade, elle rentre complètement le matin. Indolore, lisse sous les doigts, elle peut se réduire, mais en restant au voisinage de l'anneau interne. Pas de gêne pour travailler, pas de douleur.

Le diagnostic de cette tumeur est très difficile: on peut admettre qu'il reste là une masse épiploïque.

Observation V

Déviation rachitique des tibias. Ulcérations rebelles. Autoplastie. Greffes
épidermiques. Mort subite.

F... (Noël), quinze ans, entré le 3 novembre 1887, salle 18, lit 37, présente
une incurvation très nette des deux tibias en dehors et sur la face externe
du gauche, plusieurs ulcérations.

Antécédents héréditaires nuls. Une sœur a eu les jambes tournées, mais
elles sont revenues progressivement à l'état normal.

Antécédents personnels. Rougeole, cholérine. Les jambes ont commencé à s'incurver vers l'âge de dix-huit mois, époque à laquelle il a
commencé à marcher. Cette déviation était beaucoup plus forte autrefois
qu'actuellement. Elle consiste en une brusque incurvation en dedans siégeant au tiers inférieur. Au niveau de la malléole interne et de la tubérosité
interne du tibia gauche, on voit des cicatrices produites par des attelles
appliquées autrefois pour le redressement. Au niveau de la face externe du
bord antérieur et un peu de la face interne de la partie moyenne de la
jambe existe une ulcération de deux centimètres de long sur un de large.
A deux centimètres plus bas, existe une seconde ulcération plus petite. Ces
ulcérations datent de longtemps; elles se sont plusieurs fois en partie cica-
trisées, reparaissant avec la plus grande facilité. Depuis plus d'un an elles
sont stationnaires; leurs bords sont bleuâtres sans réaction inflammatoire
bien apparente. Suppuration presque nulle. Pas de douleur. L'état général
est excellent.

Le lundi 28 novembre, après un essai infructueux de traitement par le
repos et des pansements excitants, on fait une tentative d'autoplastie. Lambeau pris sur la face externe et amené par glissement à recouvrir toute la
partie où siégeait l'ulcération.

Rien à signaler les jours suivants si ce n'est quelques douleurs, une légère
élévation de température; mais le lambeau ne conserve pas de vitalité et se
sphacèle. On espère que la plaie guérira par bourgeonnement. Mais elle ne
marche qu'avec une lenteur extrême et qui ne fait pas espérer de guérison.

Le 6 janvier. Quatre greffes épidermiques sont prises sur la cuisse; deux
d'entre elles prennent et envoient des prolongements tout autour d'elles. La
guérison paraît devoir être obtenue, quand le malade meurt subitement le
15 février 1888.

L'autopsie n'a pu être faite.

OBSERVATION VI

Adénite tuberculeuse inguinale double. Raclage et extirpation des ganglions.
Guérison.

L... (Richard), trente-sept ans, marin, entre le 18 avril 1888, salle 18,
lit 37. Il accuse du côté des aines une tuméfaction douloureuse durant depuis
un mois et qui serait venue à la suite de fatigues à Dakar.

A eu de nombreux ganglions engorgés étant petit. Son père est mort jeune.
Sa mère vit. A eu, il y a quelques années, la fièvre intermittente. Pas de
blennorragie depuis sept ans. Pas de syphilis.

On sent dans les deux aines une masse empâtée, dure, très douloureuse
et chaude. Cependant on ne perçoit pas de fluctuation. Ces phénomènes
inflammatoires de moyenne intensité persistent jusqu'au 3 mai, malgré des
révulsifs et des émollients.

Le 3 mai. Incision faisant tomber sur des ganglions volumineux enve-
loppés dans une aire cellulaire enflammée. Ils ne constituent qu'une masse
unique pleine de fongosités ramollies çà et là. Les fongosités sont enlevées à la
curette de Volkmann. Les coques ganglionnaires sont conservées à gauche :
les ganglions sont complètement extirpés à droite.

La cavité, après avoir été touchée avec une solution de chlorure de zinc
au 1/10°, est saupoudrée d'iodoforme. Drainage. Sutures à la soie.

Les lèvres de l'incision ne se réunissent pas, la suppuration est abondante ;
les sutures sont enlevées et la plaie saupoudrée tous les jours d'iodoforme.
Le bourgeonnement se fait convenablement et peu à peu les cavités se
comblent.

La cicatrisation est complète et le malade peut sortir le 15 juin.

OBSERVATION VII

Adénite tuberculeuse de l'aine droite. Grattage. Guérison.

G... (Félix), vingt-huit ans, entre le 18 mai, salle 18, lit 29. Porte depuis
trois mois une grosseur au niveau de l'aine droite, survenue sans cause,
et douloureuse depuis trois semaines environ.

Antécédents héréditaires nuls. Lui-même s'est toujours bien porté. A
eu un frère scrofuleux. Pas de blennorragie ou de syphilis expliquant cette
adénite. Rien aux poumons.

On constate un empâtement de la grosseur d'un œuf de poule siégeant à la partie moyenne de l'aine droite, dure, peu mobile et douloureuse. La partie acuminée de cette tumeur est ramollie, pseudo-fluctuante. Les révulsifs restent sans action.

Le 2 juin. Incision parallèle au pli inguinal. On trouve au-dessous une masse empâtée et constituée par des fongosités grisâtres avec un peu de pus en un point. Grattage avec la curette de Volkmann.

Attouchement au chlorure de zinc au 1/10ᵉ. Cavité bourrée de mèches iodoformées.

Bourgeonnement des plus actifs. Guérison et sortie du malade le 13 juillet.

OBSERVATION VIII

Adénite cervicale strumeuse. Grattage d'un ganglion suppuré. Guérison.

D... (Noël), vingt ans, entre le 22 mai, salle 18, lit 2.

Antécédents strumeux des plus nets. Cicatrices cervicales multiples.

Depuis un mois environ, un ganglion de la région sus-hyoïdienne latérale gauche s'est ramolli et présente une fluctuation des plus nettes.

Incision, grattage à la curette de Volkmann.

Cavité saupoudrée d'iodoforme. Petit drain. Suture au crin. Réunion par première intention.

Sortie du malade le 8 juin. La cicatrice est à peine apparente.

OBSERVATION IX

Angiome caverneux du pli de l'aine. Extirpation. Guérison.

D... (Louise), dix-huit ans, domestique, entre le 31 mai 1888. Salle 9, lit 26.

Antécédents héréditaires sans intérêt. Elle n'a jamais été malade, à part la fièvre intermittente qu'elle a eue pendant quelques mois.

Réglée à quinze ans. Menstruation régulière. Il y a six ans environ, elle s'aperçut qu'elle avait au niveau de la partie moyenne de l'arcade crurale comme une petite lentille de coloration bleuâtre. Auparavant, elle affirme qu'il n'y avait rien à cet endroit. Pas de douleurs. Au mois de mars 1888, sans cause appréciable, il se fait au-dessus de ce point bleuâtre une tuméfaction qui augmente et acquiert bientôt le volume d'une noix. Elle est dure et non douloureuse. Un mois après, subitement, pendant son travail, cette tumeur se rompt; d'où perte d'une grande quantité de sang.

Le médecin appelé applique un bandage compressif ingénieusement fait avec un bandage herniaire inguinal dont la pelote est garnie de ouate.

Rien de nouveau ne se produit jusqu'au dimanche 28 mai, où l'hémorragie se reproduit et détermine l'entrée de la malade dans le service.

On voit en effet dans la région susdite une petite tuméfaction noirâtre, bosselée, irrégulière et ouverte en un point où sont des caillots noirs. Cette petite tumeur est mobile en tous sens; on n'y perçoit pas de battement.

Extirpation le 7 juin. Autour de la tumeur deux incisions courbes sont faites, réunies à leurs extrémités : la tumeur est ainsi disséquée facilement. Trois artérioles seulement nécessitent une ligature, les autres sont tordues. Sutures à la soie, sans drain. La cicatrisation est des plus rapides et laisse une cicatrice parallèle à l'arcade crurale, à peine apparente.

OBSERVATION X

Fracture du crâne. Contusion cérébrale. Érysipèle phlegmoneux de la face. Mort.

S..., quarante-huit ans, tombe au fond de la cale d'un navire le 7 mars 1888. Porté à l'hôpital, salle 18, lit 27; il est sans connaissance depuis sa chute; il ne la reprend pas jusqu'à sa mort.

Plaie triangulaire au niveau du vertex. Hémostase. Sutures. Immobilité presque absolue. Respiration calme et régulière. Pouls plein et régulier : 74 pulsations. T. 37°6. Pas d'ecchymose de la conjonctive. Pas d'otorragie. Les yeux sont grands ouverts; myosis. Réflexes accentués. Le pincement violent amène quelques mouvements du membre pincé.

Le 8 mars. Glace sur la tête. Lait, bouillon. Avale assez bien; urine spontanément.

Le 9. Agitation le soir. T. 39°. Délire.

Le 10. T. matin, 38°; soir, 39°2.

Le 11. Lavement purgatif. T. matin, 38°2; soir, 38°9. Yeux convulsés à droite et en haut.

Le 12. T. matin, 37°9; soir, 39°. Répond d'une manière incohérente aux questions.

Le 13. Calomel, 1 gramme en dix paquets. T. matin, 38°4; soir, 39°8. Rougeur des paupières et de la joue gauche. Érysipèle. Écoulement purulent sortant de l'oreille droite. La moitié inférieure de la face semble paralysée à droite. Potion de chloral.

Le 14. Même traitement. T. matin, 38°9; soir, 39°6. Incontinence absolue des matières fécales et de l'urine.

Le 15. T. matin, 39°2; soir, 40°. L'empâtement de la joue gauche a augmenté; partie supérieure du cou envahie. Fluctuation à la partie moyenne de la joue. Incision. Issue d'un pus crémeux se prenant en masse.

Le 16. T. matin, 38°6; soir, 40°4.

Le 17. Meurt dans la matinée.

Autopsie. — Plaie du crâne suppurant à peine, légèrement blafarde. Au-dessous, pas de lésion osseuse, mais à quelques centimètres en dehors, la suture fronto-pariétale est disjointe jusqu'à la pointe de l'occipital. De là part une fracture de l'occipital, allant presque jusqu'au trou occipital. Caillot sanguin gros comme un haricot, obstruant le sinus latéral gauche. Rien de particulier aux méninges. Tache ecchymotique du lobe occipital gauche du cerveau. Au niveau du lobe occipital droit, surface déprimée et dépressible de la grandeur d'une pièce de deux francs, grisâtre, de consistance molle. Dans l'intérieur du cerveau, le ventricule latéral droit est converti en bouillie. L'ergot de Morand est détruit. Les cellules mastoïdiennes sont remplies de pus. (V. *Journal de Médecine de Bordeaux*, 5 août 1888.)

OBSERVATION XI

Chute de vingt mètres. Plaies de la région sourcilière et de la lèvre inférieure. Troubles de la parole. Hémianesthésie. Contractures. Guérison. (Résumée. Voir *Journal de Médecine de Bordeaux*, 9 décembre 1888.)

D... (Pierre), trente-quatre ans, charpentier, tombe à fond de cale sur le talon gauche. Puis, par contre-coup, tombe sur le côté gauche, se faisant une entorse du poignet gauche, une plaie du front à un centimètre au-dessus du sourcil gauche, ainsi qu'une petite plaie de la lèvre inférieure gauche. La cicatrisation de ces plaies n'offrit rien de particulier à noter.

Le malade n'a pas perdu connaissance.

Quelques jours après, nous constatons que cet homme articule d'une façon tout à fait anormale, scandant tous les mots, répétant souvent la même syllabe et ramenant toutes les lettres au type dental. Ces troubles vont constamment en augmentant.

On constate de plus un tic convulsif et un rythmique de la face. Anesthésie de la moitié droite de la muqueuse gingivale.

La langue ne peut être tirée hors de la bouche. L'écriture est irrégulière. Hémianesthésie et hémianalgésie droites.

Réflexe pharyngien aboli. Insensibilité à la pression du testicule droit. Diplopie. Rétrécissement du champ visuel.

Diagnostic : Hystérotraumatisme. Confirmé par les antécédents névropathiques héréditaires et personnels.

Traitement par l'aimant, qui amène un retour complet de la sensibilité en même temps qu'une contracture permanente des muscles du cou du côté gauche.

Le membre inférieur gauche est dans une attitude remarquable ; le pied n'appuie que sur les orteils et le talon est relevé.

Les troubles de l'esprit sont très intéressants. Le malade est très agité, parle beaucoup, entreprend toutes sortes de travaux, qu'il abandonne ensuite.

L'électrothérapie doit être rejetée, car elle est trop excitante et met notre homme hors de lui-même.

Il est soumis au traitement hydrothérapique, et les phénomènes disparaissent peu à peu ; le 22 octobre, il est dans l'état suivant : attitude normale. La langue peut être tirée hors de la bouche. La muqueuse gingivale est sensible. Le réflexe pharyngien est revenu. La sensibilité est à peu près normale. Il reste un peu d'hypoesthésie. Réflexes normaux. Démarche correcte ainsi que la prononciation. L'esprit est redevenu calme et le malade peut être considéré comme guéri. Il continue néanmoins le traitement hydrothérapique.

Observation XII

Fracture de la base du crâne. Commotion cérébrale ; méningo-encéphalite. Trépanation. Mort. (Résumée. V. *Journal de Médecine de Bordeaux*, 18 nov. 1888.)

B... (Louis), trente-sept ans, maçon, tombe du haut d'un échafaudage le 25 avril 1888 et est apporté à la salle 18, lit 12.

Plaie contuse au niveau du front du côté gauche. Pas de fracture du frontal apparente. La plaie parallèle au sourcil et placée à un centimètre et demi au-dessus est suturée au crin. Elle mesure quatre centimètres de longueur.

Commotion cérébrale violente. Le lendemain, a repris connaissance et peut répondre aux questions.

Apparition d'une ecchymose envahissant rapidement les deux paupières. OEdème des paupières.

Les jours suivants, le malade accuse une douleur sourde dans toute la tête sans pouvoir lui assigner un maximum d'intensité. La température oscille autour de 39° (40° le quatrième jour). Congestion pulmonaire intense. Le malade est dans le décubitus dorsal, immobile, et pousse constamment des plaintes; par moment chante des airs monotones. Le calme est surtout grand le matin.

La température est irrégulière; aux environs de 38° le matin, elle atteint 39° le soir. Pouls ralenti, 52-58 pulsations.

Pas de troubles de la motilité ni de la sensibilité.

Raideur de la nuque. Diplopie. Ni albumine ni sucre dans les urines.

Purgatifs. Glace sur la tête. Friction du cuir chevelu à l'huile de croton. Vésicatoire à la nuque. Pas de résultat. Le malade s'affaiblit de jour en jour.

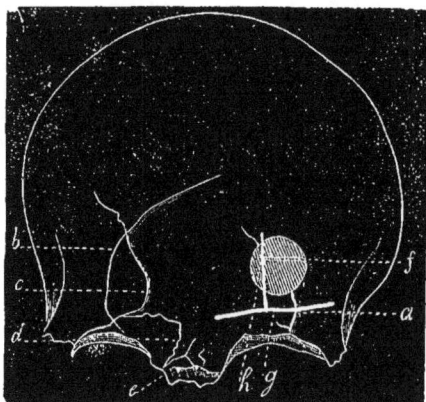

Fig. 3. — Face antérieure du frontal.

hg. Ligne en ⊥ représentant l'incision des téguments pour la trépanation. — *f.* Couronne de trépan.

Il y a là évidemment une inflammation de l'encéphale. Mais quelle est la nature et le siège de cette inflammation? Est-elle généralisée (méningo-encéphalite diffuse) ou localisée (abcès)? Dans ce dernier cas, une trépanation trouve son indication. Mais où siège cette collection purulente si elle existe?

En l'absence de tout signe, il est rationnel de faire la trépanation au point où le crâne a été traumatisé, au point où existait la plaie primitive. Du reste, ce qui milite pour cette ligne de conduite, c'est : 1° la région frontale qu'indique le malade, si on lui demande où il souffre; 2° l'élévation constante donnée pendant deux jours de suite dans la partie antérieure du cerveau par la thermométrie locale.

Trépanation le 26 mai. Incision en ⊥ dont la ligne transversale mesure six centimètres, faite au niveau de l'ancienne plaie. Les lambeaux relevés, on trouve une fissure à peine visible du frontal.

Au niveau de cette fissure, couronne de trépan de deux centimètres de diamètre. La dure-mère paraît saine.

Hémostase. Suture à la soie. Le malade s'affaiblit de plus en plus. Mort le 28 mai.

Autopsie. — Le péricrâne rabattu, on voit, à droite, la solution de continuité faite par le trépan et, la débordant, la fissure [déjà signalée. A gauche,

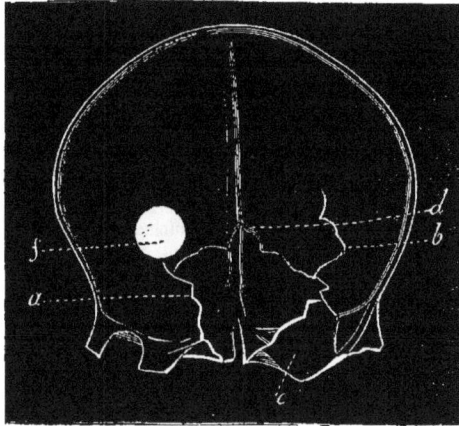

Fig. 4. — Face postérieure du frontal.

dans un point à peu près symétrique, fracture plus importante se prolongeant à la voûte orbitaire, qui est fracturée en plusieurs points; de même que les os propres du nez. Fissure au niveau du pariétal. Autre fissure au niveau de l'occipital. Petite quantité de liquide dans l'arachnoïde.

Injection de la pie-mère, surtout à droite. Toute la base du crâne est couverte de pus abondant, s'étendant jusque dans le canal rachidien. On trouve aussi du pus dans la gaine des nerfs crâniens. En somme, méningite suppurée de la base.

OBSERVATION XIII

Fracture de la colonne vertébrale et luxation de la sixième vertèbre cervicale
en avant.

D... (Yves), trente-neuf ans, marin, entre le 2 décembre 1887, salle 18,
lit 22.

Cet homme était tombé au fond de la cale d'un navire sur la tête.

Souffre de la nuque, ne peut remuer la tête, qui est légèrement déviée à
droite et enfoncée entre les deux épaules. Ne peut supporter d'autre position
que le décubitus latéral gauche. Intelligence intacte.

Paralysie absolue sensible et motrice des quatre membres. Respiration
courte et fréquente. Pulsations, 150 par minute, très faibles.

Partie supérieure du corps cyanosée. Pupille égale des deux côtés. Commencement d'eschare à la fesse gauche.

Point douloureux au niveau de la nuque, correspondant à une dépression
très marquée située immédiatement au-dessus de l'apophyse épineuse de la
septième vertèbre cervicale qui est déviée à gauche.

Mort vingt heures après.

A l'autopsie on constate la déviation de la sixième apophyse épineuse cervicale. Déchirure des ligaments sus-épineux, interépineux et des ligaments
jaunes.

Les apophyses articulaires sont très écartées, les lames écartées laissent un
espace béant. Une quantité énorme de sang s'écoule du canal rachidien. Le
corps de la sixième cervicale est porté en avant et dépasse la septième d'un
demi-centimètre. Ligament antérieur et muscles prévertébraux conservés.
Rien du côté de l'artère vertébrale et du ganglion cervical inférieur.

OBSERVATION XIV

Abcès froid de la région fessière. Fongosités de l'articulation sacro-iliaque gauche.
Raclage. Résection partielle de l'articulation.

R... (Laurence), dix-neuf ans, modiste, entre le 25 mars 1888, salle 9,
lit 21.

Pas d'antécédents tuberculeux d'aucune sorte dans la famille.

Elle-même est très bien constituée, n'a pas fait de maladie importante.
Réglée à treize ans. Menstruation régulière mais difficile et douloureuse.

Au mois d'août 1886, à la suite d'un refroidissement, elle a commencé à

9

ressentir une douleur au niveau de l'articulation sacro-iliaque gauche, douleur s'irradiant dans la fesse. Au mois de février 1887, commence à ressentir des craquements à ce niveau et depuis quatre mois environ, s'est montrée une tumeur molle au niveau de la fesse, tumeur grossissant lentement. Douleurs vives le long de la crête iliaque et surtout de l'articulation sacro-iliaque.

Ponction le 28 mars donnant issue à un liquide couleur de purée de pois. Injection d'éther iodoformé. Le pus se reproduit rapidement et la tuméfaction est aussi grande, mais les douleurs sont moins fortes.

Deuxième ponction le 2 avril, suivie d'une nouvelle injection iodoformée. Après une amélioration momentanée, le liquide se reproduit encore.

Le 3 mai. Incision de toute la longueur de la poche mesurant 21 centimètres. Grattage de la paroi. Résection partielle de l'os iliaque et de l'articulation sacro-iliaque à l'aide de la gouge et de la curette de Volkmann. Drainage de la plaie et sutures à la soie.

Le soir, légère rétention d'urine. Douleurs vives. T. soir, 38°.

Le 4 mai. Souffre un peu de la plaie. Écoulement abondant de pus. T. matin, 37°2; soir, 37°4.

Le 8. Points de suture enlevés. Peu de douleur. T. matin, 37°2; soir, 38°.

Commence à se lever le 15 mai. La plaie est bien réunie; par le drain, s'écoule beaucoup de pus. Craquements perceptibles au moment des mouvements. Les pansements sont faits tous les deux jours. Les douleurs sont presque nulles. La température reste basse.

Le 18. La malade sort dans le couloir et se refroidit. Douleurs vives au niveau de la plaie s'irradiant dans la cuisse et la jambe.

Le 19. Les douleurs persistent et la température monte le soir à 39°,8. Potion au bromure de potassium. Les douleurs cèdent pendant la nuit et la température baisse les jours suivants, cependant elle est assez élevée le soir. La malade maigrit beaucoup. Elle accuse le 13 mai un point de côté violent, et on trouve une congestion pulmonaire assez intense surtout du côté gauche. La température oscille d'un degré du matin au soir. L'état général devient mauvais, l'appétit est nul. Quelques sueurs la nuit. Le drain, qui a été successivement raccourci, donne toujours une quantité assez importante de pus. On conseille à la malade de rentrer chez elle. Nous avons appris depuis que l'état s'était aggravé par suite d'une tuberculisation pulmonaire rapide.

OBSERVATION XV

Abcès par congestion de la région lombaire. Ouverture. Raclage. Résection partielle
de deux vertèbres. Guérison.

E... Catherine, vingt et un ans, domestique, entre le 6 mai 1888, salle 9,
lit 19. Elle se plaint de douleurs vagues dans la région lombaire, douleurs
s'irradiant dans les fesses et les membres inférieurs qui sont très faibles.
Pointes de feu dans la région douloureuse. Amélioration passagère, puis les
douleurs reviennent plus fortes, et bientôt apparaissent deux petites gros-
seurs qui bientôt sont nettement fluctuantes et acquièrent le volume d'une
orange. La pression au niveau des apophyses épineuses des vertèbres lombaires est douloureuse.

Antécédents héréditaires nettement tuberculeux. Père mort tuberculeux,
mère morte d'une fluxion de poitrine. Un frère et une sœur sont bien portants. En a perdu trois en bas âge, dont un de méningite.

Elle-même a eu une pleurésie il y a trois ans. Une ponction a évacué un
liquide clair. Réglée à treize ans, d'abord régulièrement puis d'une façon
toute irrégulière, passant parfois des périodes de trois mois sans l'être.
Cependant l'état général est bon. Embonpoint conservé. Rien à la
poitrine.

Quatre ponctions suivies d'injections d'éther iodoformé n'empêchent pas
le pus de se reformer et les poches paraissent enflammées en dernier lieu.
La peau est rouge, tendue à leur niveau.

Une incision courbe les réunissant est faite le 5 juillet et ouvre largement
les cavités purulentes qui sont fortement grattées à la curette de Volkmann.
On enlève ainsi des masses grisâtres, fongueuses, infiltrées entre les fibres
musculaires, en grande partie ramollies et détruites. Les vertèbres elles-
mêmes sont atteintes, la surface est éburnée, la substance osseuse friable.

Les apophyses transverses et les lames des deux premières vertèbres lombaires sont complètement réséquées et les méninges rachidiennes mises à nu.
Toutes les surfaces ainsi grattées sont cautérisées au chlorure de zinc au
1/10°, saupoudrées d'iodoforme. Drainage. Sutures à la soie.

La guérison n'offre rien de particulier à signaler.

Les douleurs consécutives à l'opération sont peu intenses et disparaissent
dès le troisième jour : la réunion se fait parfaitement. La température se
maintient à peu près constamment au-dessous de 38° et ne dépasse jamais
38°6. La suppuration par le drain persiste de moins en moins abondante ;
elle est nulle au mois d'août, et la malade sort le 3 septembre : elle va aux

bains de mer. L'état général est excellent. Elle a beaucoup engraissé et ne souffre pas.

Elle rentre le 17 janvier 1889. Le petit pertuis, qui ne s'était jamais complètement fermé, recommence à donner un peu de pus. Amélioration sous l'influence d'injections de liqueur de Vilatte. L'état général est toujours excellent. L'appareil respiratoire est sain. La malade est de nouveau envoyée à Arcachon.

Observation XVI

Mal de Pott. Compression de la moelle. Paraplégie. Résection vertébrale.
Pas de résultat. Mort.

N... (Jean), trente-cinq ans, chauffeur, entre le 6 août 1888, salle 18, lit 18, venant de la salle 16. Cet homme y était entré un an auparavant pour un mal de Pott qui, malgré tout traitement, a suivi une marche progressive, arrivant à déterminer une paraplégie complète, avec insensibilité complète du sphincter vésical et atonie de la vessie, avec des douleurs en ceinture épouvantables. M. le professeur Pitres est amené à penser qu'il y a compression de la moelle au niveau des vertèbres dorsales, plus particulièrement des 3e, 4e et 5e environ. Il ne paraît pas y avoir destruction médullaire et il est à espérer qu'en réséquant la partie postérieure des vertèbres on pourrait peut-être enlever des fongosités qui, en permettant à la moelle de reprendre son état normal, ramènerait la sensibilité et le mouvement dans les membres inférieurs. C'est ce qui est tenté le 9 août.

Une incision en U est faite dans la région dorsale. Elle détermine la formation d'un lambeau cutané, mesurant seize centimètres dans son diamètre vertical et onze centimètres transversalement. Les muscles, détachés de leurs insertions vertébrales, sont rejetés latéralement et la partie postérieure de la colonne vertébrale est mise à nu. Les lames des 3e, 4e et 5e vertèbres dorsales sont sectionnées et la partie postérieure de ces vertèbres comprenant l'apophyse épineuse est enlevée. La moelle est ainsi mise à découvert : elle est tortueuse et irrégulière dans son volume. Elle est bien, en effet, comprimée par des fongosités, qui malheureusement siègent en avant où elles sont difficilement abordables. Il est à espérer cependant que la moelle, libre à la partie postérieure, pourra être ainsi dégagée et que l'amélioration sera obtenue.

Les jours suivants, les douleurs sont moindres : les douleurs en ceinture disparaissent ; mais le mouvement reste toujours complètement aboli. La plaie va bien ; elle se réunit très rapidement et les points de suture sont enlevés.

L'état général est à peu près le même, un peu amélioré cependant. L'eschare fessière existant précédemment augmente de profondeur; il s'en fait deux autres au niveau des régions trochantériennes.

Les douleurs reparaissent, l'état général devient médiocre; le ventre est ballonné; l'appétit nul, le malade maigrit considérablement; il s'affaiblit de jour en jour et meurt le 10 septembre.

L'autopsie montre que les désordres opératoires étaient complètement réparés. Mais la moelle était comprimée sur une plus grande étendue que celle mise à découvert.

OBSERVATION XVII

Tumeur blanche du genou droit. Arthroxésis avec ablation de la rotule,
Suppuration longue. Guérison.

N... (Joseph), vingt-quatre ans, entré à la salle 18, lit 9, pour une tumeur blanche du genou droit en octobre 1887.

Antécédents héréditaires : père mort d'accident; mère vivante; cinq sœurs et un frère. Un frère mort de tumeur blanche du genou, une sœur morte d'une maladie d'estomac.

Il n'a jamais été malade. En janvier 1887, pneumonie à la suite de laquelle il commence à souffrir du genou. Il entre au mois de mai à la salle 11 et sort quelque temps après amélioré par le repos et les révulsifs.

Il rentre à la salle 18 en octobre 1887. Le genou droit est gros, plein de fongosités : en certains points, il y a de la fluctuation. Les douleurs sont considérables, il y a là une inflammation intense : le genou devient de plus en plus gros, de plus en plus tendu; la peau est rouge, amincie et menace de se rompre. On décide que l'articulation doit être débarrassée de ces masses fongueuses enflammées et on pense faire la résection du genou.

Le 22 février 1888, chloroformisation. Un incision en H est faite en avant du genou, les lambeaux rejetés en haut et en bas, et on tombe sur un tissu fongueux, au milieu duquel est enfermée la rotule qui est enlevée. Après quoi on s'aperçoit que les cartilages du fémur et du tibia sont encore bien conservés et ont leur aspect nacré, brillant, ordinaire. Les extrémités osseuses, en un mot, ne paraissent pas malades et les masses tuberculeuses occupent surtout les parties molles.

L'articulation est nettoyée : toutes les fongosités sont enlevées. Drainage rigoureux, sutures, immobilisation dans une gouttière après avoir appliqué un très grand pansement phéniqué.

Le soir, rien à signaler. Le malade souffre un peu. T. 37°6.

Le 23 février. Le matin, le pansement est refait. Rien à signaler. Pas de douleurs. Le soir, quelques frissons.

Les jours suivants, l'état général est bon. La plaie va bien. Les douleurs nulles : les drains fonctionnent bien.

Le 3 mars. Le malade souffre beaucoup, il est très abattu. T. 39°8 le soir.

Le 4. On refait le pansement. Un peu de rougeur de la plaie. Les points de de suture ont lâché en un point. On injecte par les drains de l'eau boriquée. La température se maintient élevée les jours suivants, la suppuration est très abondante.

Le 13 la température baisse de nouveau et se maintient au-dessous de 38° avec quelques légères poussées déterminées par un petit abcès du talon qui fait beaucoup souffrir le malade et qui met longtemps à guérir.

La plaie du genou se cicatrise parfaitement. Le membre est mis dans un appareil plâtré qui permet certains mouvements. Il reste dans les points déclives où passaient deux drains, des ouvertures qui ne se ferment pas et suppurent pendant très longtemps. Cependant le malade va et vient et aide actuellement au service de la salle.

L'état général est devenu excellent.

Tableau de la Température.

	matin.	soir.		matin.	soir.
23 février....	» » »	37°6	5 mars.....	37°8	39°4
24 —	37 4	37 8	6 —	39 2	39 1
25 —	37 5	37 8	7 —	37 8	39 »
26 —	37 4	37 6	8 —	37 4	40 »
27 —	37 6	37 6	9 —	37 6	38 9
28 —	37 5	38 2	10 —	37 3	38 9
29 —	37 4	37 8	11 —	37 8	39 »
1 mars.....	37 5	38 »	12 —	37 8	39 2
2 —	37 3	37 6	13 —	38 4	38 2
3 —	38 6	39 6	14 —	37 6	37 8
4 —	38 2	39 4	15 —	37 4	37 7

Observation XVIII

Synovite fongueuse des fléchisseurs du poignet gauche. Raclage des gaines antérieures et résection radio-carpienne. Guérison.

B... (Émile), trente-cinq ans, emballeur, entre le 7 mai, salle 18, lit 7.

Antécédents héréditaires : père mort de paralysie ; mère vit ; deux frères en bonne santé ; une sœur morte.

Antécédents personnels : rougeole en bas âge. Pas d'autre maladie que des bronchites fréquentes.

Il y a quinze ans, crachement de sang abondant, qui s'est renouvelé il y a deux mois, sans cause aucune; tout à coup, il a rejeté une grande quantité de sang vermeil, et tout s'est borné là.

Ne tousse pas, ne souffre de rien. Les fonctions des organes digestifs se font bien. Un peu d'alcoolisme.

La maladie du poignet remonte à deux ans. A la suite d'un effort, fatigue du poignet, qui enfle un peu. Continue cependant à travailler.

Puis vient à l'hôpital, où on lui fait des applications de pointes de feu; vésicatoire. Amélioration, qui lui permet de reprendre son travail. A ce moment, toute la partie inférieure de l'avant-bras, au niveau du poignet, était tuméfiée et empâtée.

Il y a deux mois environ, le poignet devient douloureux et augmente de volume; tout travail est impossible; la main est très enflée. On constate, en effet, à la partie antérieure de l'avant-bras, remontant à cinq centimètres environ au-dessus du poignet, un empâtement qu'on retrouve dans la paume de la main et un peu dans la région dorsale de la main, contre le premier et le deuxième métacarpien. La pression est douloureuse, surtout, en certains points, au niveau du poignet. Spontanément, ne souffre que peu.

Les révulsifs sont essayés sans succès; le gonflement augmente, ainsi que la rougeur de la peau.

Opération le 9 juin 1888. Incision longitudinale au milieu de la face antérieure de la paume de la main, du poignet et de l'avant-bras, longue de quatorze centimètres environ. Toutes les fongosités abondantes de la région sont grattées avec la curette de Wolkmann. Elles s'enfoncent dans les articulations du carpe, et les os de la première rangée paraissent malades.

Ablation du pisiforme; abrasion du trapézoïde, du grand os et de l'apophyse cunéiforme de l'os crochu.

Nettoyage soigneux de la plaie, hémostase, drainage, sutures à la soie.

Après quelques vomissements alimentaires, le soir de l'opération, après quelques douleurs, un peu d'agitation et de délire la nuit, pendant les jours qui suivent l'opération, tout rentre dans l'ordre. La température ne dépasse pas 39°. A partir du neuvième jour, elle n'atteint pas 38°. La plaie suppure assez abondamment; elle a bonne mine et le malade souffre peu.

Le dix-septième jour, application d'un appareil plâtré soutenant le poignet et permettant le pansement facile.

La guérison se fait complètement, à part un peu de suppuration par quelques petits pertuis. Un appareil construit spécialement est appliqué. Le malade, suivi encore à l'époque actuelle, va très bien.

(L'observation complète sera publiée par M. le Dr Princeteau, qui a opéré le malade.)

Observation XIX

Hernie épiploïque congénitale. Cure radicale. Guérison.

L... (Frédéric), quarante-six ans, propriétaire, entre le 14 novembre 1887, au n° 3 des petits Payants.

Antécédents héréditaires nuls.

Né avec un seul testicule, il s'aperçoit, à l'âge de quinze ans environ, de la présence d'une grosseur au niveau de l'anneau inguinal gauche, grosseur qui ne le gêne nullement. Vers l'âge de vingt ans, a quelques douleurs à ce niveau à la suite de courses à cheval. A ce moment, existait au niveau de l'anneau une tumeur du volume d'un œuf d'oie, dure, mobile, sortant et rentrant tour à tour. Plus tard, elle devient plus molle et augmente de volume. Il se marie à trente-trois ans et a cinq enfants. Avant son mariage, il a eu trois blennorragies; l'une d'elles a été suivie d'orchite du côté droit, ayant très bien guéri, malgré une récidive. Pas d'autre maladie, si ce n'est des troubles respiratoires ayant été pris pour un début de tuberculose pulmonaire, une gastralgie et quelques accès de fièvre intermittente.

Pendant l'été 1887, à la suite de fatigues plus violentes et d'efforts, la hernie devient plus volumineuse et douloureuse avec coliques, ballonnement du ventre, etc. En septembre, à la suite d'un voyage dans une voiture mal suspendue, poussée aiguë caractérisée par des vomissements, du ballonnement et des douleurs vives. Amendement sous l'influence du repos et d'une application de sangsues. Depuis lors, rien à signaler. Le malade peut vaquer à ses occupations avec des crises de douleurs et de coliques le condamnant à l'immobilité.

Quand on examine cet homme, on constate, dans la région de l'aine gauche, une tumeur allongée, ayant la forme et l'aspect d'une hernie inguinale vulgaire, descendant jusqu'à la partie inférieure des bourses. La peau a l'aspect normal. La tumeur est molle, mate partout, irréductible. A la partie inférieure, elle offre, sous le doigt, des nodosités; à la pression, on constate un froissement manifeste. A la partie moyenne et antéro-externe, on sent un organe ovoïde, qui est le testicule gauche, très diminué de volume et ayant perdu sa sensibilité spéciale à la pression. La verge est englobée dans la tumeur et fait une saillie d'un centimètre à peine. Il semble qu'au niveau de l'anneau on ait la sensation d'une partie rétrécie, empêchant la hernie de rentrer. La pression n'est pas douloureuse.

Le 14 novembre. On décide d'enlever la hernie. Une incision oblique de haut en bas et de dehors en dedans est faite à son niveau, longue de quatorze centimètres. Après dissection des couches rencontrées, le péritoine est incisé et on trouve une masse d'épiploon qui est réséquée. Le testicule est enlevé après ligature du cordon. Le sac présente plusieurs diverticules peu importants. Hémostase facile. Sutures à la soie. Drain à la partie la plus déclive.

L'épiploon enlevé est très vasculaire; il se présente sous la forme d'une masse allongée. Longueur, seize centimètres; largeur, dix centimètres. Il présente quelques nodules fibroïdes. Poids : 320 grammes.

Le testicule, très atrophié, mesure deux centimètres et demi de long, deux de largeur et un demi d'épaisseur.

Le 15. Va très bien. T. 37°4. Le soir, quelques douleurs au niveau de la plaie. T. 38°.

Le 16. Le pansement est un peu taché de sang; on le défait. Le drain est raccourci d'un centimètre environ. Légère douleur, à la pression, au niveau de la partie externe de l'anneau. T. 37°6.

Le soir, rien à noter. T. 37°.

Les 17 et 18. État stationnaire. Température inférieure à 37°. Constipation.

Le 19. Le pansement est défait; un peu de sang à la partie inférieure. Un peu de douleur à la pression. Le drain est diminué de moitié; il n'a plus que deux centimètres et demi. T. 37°1.

Le soir, un peu de douleur plus forte que les jours précédents. T. 37°8.

Le 21. Drain supprimé, points de suture enlevés; purgatif; œuf pour nourriture.

Le 25. Pansement défait. Plaie complètement cicatrisée. État général bon. Lavement.

Le 26. Purgatif.

Les jours suivants, l'état est excellent; les selles deviennent régulières.

Le 1er décembre, le pansement est définitivement enlevé.

Le 8 décembre, il est complètement guéri; il ne souffre pas; quand on le fait tousser, on sent un léger choc; on applique un bandage construit spécialement, et le malade peut partir.

OBSERVATION XX

Rétrécissement du rectum. Rectotomie linéaire. Guérison.

V... (Louis), trente-huit ans, poêlier, entre le 28 février 1888, salle 18, lit 26. Cet homme a déjà été opéré, le 7 décembre, d'une fistule à l'anus. (V. Obs. XXII.)

Il rentre de nouveau pour des troubles de la défécation, et on constate, quand on pratique le toucher rectal, l'existence d'une bride fibreuse admettant à peine l'extrémité du doigt.

Ce rétrécissement est très mince et constitué uniquement par une membrane circulaire. Le malade n'a jamais souffert; il n'y a que depuis quelque temps qu'il va difficilement à la selle et toujours avec de grands efforts. Les matières fécales sont d'un petit calibre, plus ou moins aplaties.

Dans les antécédents de cet homme, on ne trouve, outre la présence d'hémorrhoïdes, qu'une atteinte de dysenterie il y a deux ans. La maladie a duré trois mois. Il rendait des matières purulentes et du sang quand il allait à la selle.

Pas de syphilis. Dénégations absolues du malade à ce sujet. Pas de traces ni de symptômes du reste.

Rectotomie linéaire le 9 mars. Rien à signaler de particulier. Le rectum est incisé à sa partie postérieure avec le thermocautère.

Les jours suivants, pansement avec une mèche iodoformée. La guérison se fait sans difficulté et après incontinence passagère des matières fécales.

Dès le troisième jour, la température ne dépasse pas 38°. Le malade souffre à peine. Il sort le 7 avril.

Observation XXI

Epithélioma du rectum. Extirpation totale. Plaie du péritoine. Guérison.

M... (Marie), cinquante-deux ans, entre le 23 février 1888, salle 9, lit 10.
Antécédents héréditaires sans intérêt. Elle-même n'a jamais été malade. Depuis quelques mois seulement sa santé a commencé à décliner et ses forces diminuèrent de plus en plus. Troubles digestifs de plus en plus marqués : alternatives de diarrhée et de constipation. Douleurs sourdes et lancinantes, surtout après la défécation.

On constate la présence d'un cancer du rectum que le doigt dépasse aisément. Le calibre de l'organe est très diminué et rempli de bourgeons saignants.

Extirpation du rectum le 29 février. Incision au thermocautère jusqu'au coccyx qui est enlevé, puis le rectum est enlevé en le séparant des parties voisines avec le doigt et le thermocautère. En le séparant de l'utérus avec le doigt, le péritoine se laisse déchirer et le doigt pénètre dans le cul-de-sac recto-vésical. Immédiatement quatre points du suture avec du catgut fin sont appliqués. Mèche de gaze iodoformée. Par dessus, coton salicylé.

Le soir, douleurs assez vives; pas de vomissements. T. 38°2. Rien à signaler les jours suivants. Incontinence des matières fécales, qui séjournent dans les anfractuosités de la plaie et retardent la guérison. Suppuration abondante. La malade est très faible. Elle part chez elle le 10 avril.

Tableau de la Température.

	matin.	soir.			matin.	soir.
29 février....	» » »	38°2	6 mars.....		37°3	38°»
1 mars.....	37 8	38 2	7 —		38 2	38 8
2 —	38 »	38 3	8 —		38 »	37 4
3 —	37 5	37 8	9 —		37 2	37 6
4 —	37 7	37 8	10 —		38 »	37 8
5 —	37 5	37 8				

OBSERVATION XXII

Fistule à l'anus. Incision. Suture immédiate. Insuccès.

V... (Louis), trente-huit ans, poêlier, entre le 5 décembre 1887, salle 18, lit 34, pour une fistule à l'anus, survenue à la suite d'une perte de sang abondante provenant d'hémorrhoïdes, au mois de mai dernier. L'orifice externe de cette fistule siège deux centimètres environ à gauche de l'anus. Il se trouve sur une callosité importante. L'orifice interne est à un centimètre environ de la peau. Incision au bistouri sur la sonde cannelée, le 7 décembre. Raclage du trajet avec la curette. Cinq points de suture à la soie.

Les jours suivants, le malade se remue et dérange son pansement. Pas de réunion. Les sutures sont enlevées le 13 décembre. La guérison se fait par bourgeonnement.

OBSERVATION XXIII

Fistule à l'anus. Incision. Suture immédiate. Insuccès.

D... (Alexandre), quarante-sept ans, coiffeur, entre le 28 novembre 1887, salle 18, lit 18, porteur, depuis quatre mois, d'une fistule à l'anus complète, consécutive à un abcès de la marge, incisé.

Le malade était porteur d'hémorrhoïdes externes.

Fistule située en arrière de l'anus et dont l'orifice externe est à trois centimètres environ de l'anus, au fond du sillon interfessier.

Incision au bistouri le 5 décembre. Raclage à la curette de Wolkmann. Cinq points de suture.

Les jours suivants, la réunion paraît se faire, mais ne se maintient pas. Les sutures sont enlevées le 13 décembre. Guérison secondaire.

Observation XXIV

Fistule à l'anus. Incision. Suture immédiate. Insuccès.

V... (Jean), cinquante-deux ans, entré le 11 janvier.

Fistule à l'anus complète, siégeant à deux centimètres à droite de l'orifice anal. Date de deux mois à la suite d'un abcès.

Incision au bistouri. Quatre points de suture. La suppuration est abondante et la réunion ne se fait pas. Les fils sont enlevés quatre jours après. Guérison secondaire.

Observation XXV

Péritonite tuberculeuse. Laparotomie. Guérison.

D... (Léontine), vingt-quatre ans, entre le 27 février 1888, venant du Gers; elle est placée aux Dames payantes, chambre 6.

Pas de maladies antérieures. Réglée à quatorze ans, la menstruation s'établit normalement et se maintient régulière.

Deux ans environ après, à l'époque menstruelle, elle ressent subitement de vives douleurs avec coliques violentes. Ces phénomènes durent trois jours et disparaissent; ils se reproduisent cinq ou six fois avant son mariage à seize ans et demi. Trois mois après, grossesse, qui fut un peu pénible sans douleurs bien fortes; cependant, accouchement normal.

Dès le lendemain de l'accouchement, la malade prétend avoir senti du côté gauche de l'abdomen une grosseur du volume du poing. Il y a de cela sept ans, par conséquent.

Dans les mois qui suivirent l'accouchement, état peu satisfaisant, fatigue constante, maux d'estomac, faiblesse générale.

Un an après, des douleurs s'accentuent et se localisent au bas-ventre. Cautérisations utérines faites à cette époque où existe probablement de la métrite. Cependant pas de pertes blanches. Les règles sont normales et régulières.

La santé redevient bonne pendant un an environ. Quelques maux d'estomac seulement de temps à autre.

Dans le flanc gauche existe toujours la grosseur dont il a été parlé. Il y a trois ans, coliques très intenses. Douleurs au niveau de l'utérus, pertes blanches, très abondantes pendant un mois environ.

Depuis lors, la santé n'est pas entièrement bonne: il n'y a pas de douleurs aussi fortes: cependant la malade passe peu de jours sans souffrir plus ou moins.

Les maux d'estomac persistent constamment. La malade accuse un sentiment de soif constant.

Les forces sont très diminuées, tout travail est impossible et répond douloureusement dans l'abdomen.

Il y a un mois environ, une ponction exploratrice est faite dans la fosse iliaque gauche, au niveau de la grosseur décrite plus haut. Cette ponction donne issue à environ 100 grammes d'un liquide clair, visqueux. A partir de ce moment, les douleurs deviennent plus fortes : fièvre presque tous les soirs. L'amaigrissement fait des progrès rapides.

Depuis un an environ, la malade avait une constipation opiniâtre qu'elle était obligée de combattre par des lavements. Depuis un mois, au contraire, diarrhée incessante.

Examen de la malade. Femme brune, pâle, très amaigrie. Le ventre est plat, non ballonné et non sonore à la percussion. A la palpation, on a la sensation d'une surface bosselée, irrégulière et d'une certaine résistance. Ces saillies paraissent situées immédiatement au-dessous de la paroi ; on pense qu'elles siègent dans l'épiploon, et le diagnostic de péritonite tuberculeuse est porté.

Laparotomie le 10 mars 1888. Incision sur la ligne médiane de dix-huit centimètres. On tombe sur un péritoine épaissi, adhérent de toutes parts à la paroi abdominale. A sa surface se trouvent une multitude de petites granulations tuberculeuses et par places de petits kystes huileux, analogues sans doute à celui qu'avait retiré la première ponction, mais beaucoup plus petits et le liquide qu'ils contiennent ne peut être recueilli. Le péritoine est décollé le plus possible ; sa surface est raclée légèrement et on le saupoudre d'environ 20 grammes d'iodoforme.

Hémostase des plus faciles. Ligature de quelques artérioles de la paroi ; trois sutures profondes au fil d'argent. Sutures superficielles à la soie à un centimètre les unes des autres. Pansement phéniqué.

Le soir, T. 37°6. Quelques vomissements, de l'engourdissement. Peu de douleurs.

Le 11 mars. Pas de douleurs. La malade est calme. T. matin, 37°6 ; soir, 38°.

Le 12. Quelques coliques. Potion opiacée. T. matin, 37°7 ; soir, 37°9.

Le 13. Même état : les douleurs ne reparaissent pas. La malade ne se plaint de rien. T. matin, 37°3 ; soir, 38°1.

Le 14. Pansement. La plaie va bien. Le ventre n'est pas tendu. La malade ne peut uriner seule depuis l'opération. T. matin, 37°9 ; soir, 37°8.

Les jours suivants, rien à noter. La plaie va bien. Suppuration peu abondante. Constipation.

Le 17. Huile de ricin. Selles assez abondantes.

Le 18. Les sutures sont enlevées, on met des bandelettes collodionnées pour tenir les lieus de la plaie.

Le 21. La malade s'assoit sur son lit. Elle ne souffre pas. La température reste basse. Elle prend du lait et des potages : on ordonne des œufs à la coque.

Les jours suivants, l'état reste satisfaisant. Les douleurs ne reparaissent pas. L'appétit devient excellent. La malade commence à engraisser. Elle se lève les jours suivants et est assez bien pour sortir le 28 mars.

Une lettre d'elle, datée du 27 janvier 1889, nous apprend qu'elle va bien, qu'elle vaque à tous les soins de son ménage sans fatigue. Elle n'éprouve de la gêne que lorsqu'elle veut soulever un poids un peu fort.

Tableau de la Température.

	matin.	soir.		matin.	soir.
10 mars.....	» » »	37°6	20 mars,....	37°5	38°»
11 —	37 6	38 »	21 —	37 4	38 1
12 —	37 7	37 9	22 —	37 5	37 6
13 —	37 3	38 1	23 —	37 3	37 9
14 —	37 9	37 8	24 —	37 1	38 »
15 —	37 8	38 2	25 —	37 3	37 8
16 —	37 9	38 5	26 —	37 4	37 6
17 —	37 8	38 »	27 —	37 3	37 9
18 —	37 3	37 9	28 —	37 4	37 6
19 —	37 4	37 9			

OBSERVATION XXVI

Péritonite aiguë idiopathique. Symptômes d'obstruction intestinale. Mort.

S... (Jean), dix-sept ans, entre le 20 juin, salle 18, lit 17. Renseignements peu précis sur son compte. Très affaibli, répond à peine aux questions. Face grippée. Yeux excavés. Corps couvert d'une sueur froide. Frémissement des narines. Pâleur et anxiété du visage.

Ce que l'on peut savoir, c'est que, quatre jours avant, il a mangé un peu plus que de coutume. Dans la nuit se déclarent des vomissements alimentaires, puis bilieux et d'une odeur fétide.

Pas de traumatisme. Santé antérieure bonne. Pas de hernie. Les vomissements ne s'arrêtent pas depuis. Pas de garde-robes ni de gaz. Les symptômes sont ceux de l'obstruction intestinale.

Le 21 juin. Matin, T. 38°, P. 148, R. 38.; soir, T. 38°6, P. 146, R. 38.

Le ventre est légèrement ballonné; on voit par intervalles se dessiner les anses intestinales. M. Demons, cependant, émet des doutes sur la réalité de l'obstruction et appelle l'attention sur ces formes de péritonites. Cependant, le soir, une sonde rectale est introduite profondément et on fait entrer dans l'intestin trois siphons d'eau gazeuse sans résultat. Rétention d'urine. Cathétérisme.

Le pouls devient de plus en plus filiforme. Les traits de plus en plus tirés. Le 22. Matin, T. 38°6, P. 146, R. 34.; soir, T. 38°4, P. 152, R. 43. Mort dans la nuit.

A l'autopsie, toutes les anses intestinales sont recouvertes d'une mince couche purulente. Rien aux autres organes.

OBSERVATION XXVII

Périhépatite suppurée, simulant une obstruction intestinale au début.
Pleurésie double. Mort.

F... (Jean), trente ans, fabricant de caisses, entre le 2 juillet, petits Payants, lit 1. Malade depuis quatre jours sans cause aucune. Les antécédents sont sans intérêt.

Dans la nuit du 29 juin, coliques très violentes avec envies d'aller à la selle. Quelques gaz s'échappent de l'anus. Depuis lors n'a plus rien fait. Ventre ballonné. Visage altéré. Insomnie constante. Quelques vomissements jaunâtres.

Lundi 2 juillet. Même état. On administre une potion à l'extrait thébaïque. T. soir, 39°.

Le 3. Encore plus fatigué que la veille. Quelques vomissements. Ventre ballonné, sonore. T. matin, 38°; soir, 38°3. Injection dans l'intestin d'eau gazeuse avec une longue sonde. Rejet de quelques matières fécales.

Le 4. Un peu de soulagement. Les vomissements ont disparu. Le ventre est moins douloureux. Le soir, les douleurs reparaissent. T. 37°6; soir, 38°6.

Le 5. Même état, langue très blanche. Appétit nul. Selles assez abondantes. Le soir, se trouve très fatigué. T. 38°3; soir, 38°6.

Le 6. On constate l'existence d'une pleurésie double. Vésicatoires. Affaiblissement de plus en plus marqué. La température s'élève au-dessus de 39°.

Même état de prostration les jours suivants.

Ponction le 19 juillet. Trois litres de liquide. Mort le 22 juillet.

Autopsie. — Vaste collection purulente au niveau de la face inférieure du foie, qui n'avait pu être soupçonnée; il n'y avait jamais eu de douleurs localisées au niveau de l'hypocondre droit, ni de tuméfaction.

Observation XXVIII

Épithélioma cylindrique du rein. Néphrectomie. Mort.

L... (Pierre), quarante-six ans, entre le 25 juillet, salle 18, lit 7.

Les antécédents héréditaires ne présentent rien à signaler. Père et mère morts de vieillesse. Quatre frères ou sœurs bien portants.

Antécédents personnels : a toujours été en bonne santé. Variole. Un peu d'alcoolisme.

La maladie actuelle remonte à quatre ans environ. Une après-midi, sans cause appréciable, se produit une hématurie abondante.

Pendant la nuit, douleurs abdominales très intenses. Un bain procure un peu d'amélioration.

Deux mois après environ, nouvelle hématurie, précédée de douleurs. Le sang sort en caillots allongés que le malade retire de l'urètre.

Dans l'espace de vingt mois, a environ six hématuries semblables, précédées de douleurs intolérables. Les bains soulagent le malade et permettent la sortie des caillots.

Dans l'intervalle de ces accidents, il n'y a pas de douleurs, et cependant le malade maigrit de plus en plus.

La deuxième hématurie remonte à deux ans et depuis il n'a jamais fait de sang, si ce n'est quelques filets insignifiants de loin en loin.

L'amaigrissement continue et cependant cet homme vaque à ses occupations habituelles. Rien de changé dans les mictions. Urines claires. Rien d'anormal dans la défécation. Quand il se fatigue, l'urine devient un peu trouble.

Au mois de septembre 1887, se sent subitement indisposé. Fièvre revenant tous les soirs. Douleurs très fortes dans la région rénale droite. Affaiblissement général. Est obligé de garder le lit une partie de l'hiver avec des alternatives de mieux.

Etat actuel. Homme robuste ayant beaucoup maigri. Faciès cachectique. L'attention se porte sur une tumeur siégeant dans le flanc droit et dont la présence a été constatée, pour la première fois, il y a deux ans, sous forme d'une tumeur arrondie mobile.

Les urines sont claires. Recueillies pendant quatre jours, elles donnent par vingt-quatre heures une moyenne de 800 grammes.

Poids du malade : 59 kilogrammes.

La tumeur est mobile, surtout dans le sens transversal. Elle occupe tout l'hypocondre droit. Elle ne paraît pas bosselée. Sa matité verticale mesure vingt et un centimètres. Son diamètre transversal est de vingt-cinq centimètres à la partie supérieure, vingt à la partie inférieure. Son bord interne est distant de six centimètres de l'ombilic. En haut, elle se confond avec la matité du foie.

Diagnostic: Sarcome du rein.

En présence de l'amaigrissement considérable du malade, des douleurs et de la cachexie, une intervention paraît nécessaire..

Néphrectomie le 31 juillet.

Tumeur lisse, parcourue par des vaisseaux sans paroi propre, qui saignent abondamment, sans qu'il soit possible de les lier. La tumeur plonge profondément et est adhérente aux gros vaisseaux de l'abdomen. L'ablation de la tumeur est très difficile. Perte de sang abondante. La veine cave inférieure, englobée dans la tumeur, est liée et coupée. Choc opératoire considérable. Perte de sang énorme. Le malade succombe quelques heures après.

Examen histologique de la tumeur : Épithélioma cylindrique.

OBSERVATION XXIX

Rétrécissement infranchissable de l'urètre. Urétrotomie externe sans conducteur. Cathétérisme rétrograde.

A... (Justin), trente-trois ans, sabottier, entre le 11 octobre 1888, salle 18, lit 25. Antécédents : Bonne constitution. N'a jamais été sérieusement malade. Blennorragie d'intensité moyenne il y a trois ans, ayant duré un mois environ.

Il y a six mois, s'aperçut qu'il urinait mal, l'urine tombait sur ses bottines, jet bifide. Il y a cinq mois un médecin lui conseille les bains de boue à Dax. Là, on essaya de passer une sonde métallique n° 15 (au dire du malade), qui pénètre dans la vessie. A partir de ce moment il put uriner assez bien. Mais ayant cessé tout traitement, il vit son jet d'urine diminuer peu à peu et en vint au mois d'octobre à ne plus pouvoir émettre à chaque miction qu'un mince filet d'urine, au prix des plus violents efforts. D'où son entrée le 11 octobre. Du 11 au 20, tentatives de cathétérisme avec des bougies filiformes, deux fois par jour pendant une demi-heure, sans résultat. Au niveau de la portion membraneuse, on avait la sensation d'une stricture. On sentait d'abord un premier rétrécissement franchissable, puis on venait butter contre une portion dure et résistante dans laquelle la bougie ne s'engageait pas. Ces essais déterminèrent, à plusieurs reprises, un peu de fièvre qui céda vite à l'administration de la quinine. Tous les moyens usités sont employés sans résultat. Bougies cylindro-coniques ordinaires, bougies

10

en baleine, coudées, recourbées en vrille et en bayonnette et fixées avec du collodion. Le cathétérisme fut même essayé dans le bain, pendant la miction, sans résultat. On décide de faire l'urétrotomie externe sans conducteur.

Urétrotomie le 26 novembre. Quoique ayant quitté le service à ce moment, nous croyons utile de donner rapidement la suite de l'observation. Purgation la veille. Le matin, sulfate de quinine, 80 centigrammes. Sonde métallique n° 16, introduite dans l'urètre jusqu'au niveau du rétrécissement. Incision des diverses couches du périnée. Arrivé sur l'urètre, on l'incise. La sonde sort du canal et le bout postérieur du canal ne peut être retrouvé.

Hémorragie assez abondante en nappe au niveau du bulbe. Cinq pinces hémostatiques à demeure. Quelques artères liées. On met seulement, au niveau de la plaie, une compresse de gaze phéniquée et un peu de ouate salicylée.

Le soir, T. 37°3. Le malade se plaint beaucoup. Pas d'hémorragie sérieuse. L'urine sort encore par le méat.

Le 27 novembre. On change le pansement deux fois. Soir, T. 38°8. On enlève les pinces, mais une hémorragie les fait remettre.

Le 29. Les pinces sont enlevées. Le malade va mieux. La plaie périnéale va bien. État général bon. Soir, T. 37°8.

Le 3 décembre. Le soir, sans raison, 39°2. Cède au sulfate de quinine. Le malade qui d'abord urinait par le méat, urine également par la plaie périnéale.

Le 5. Nouvel accès de fièvre; soir, 39°. Grâce à 60 centigrammes de sulfate de quinine, tout rentre dans l'ordre jusqu'au 19 décembre. Quoique l'état général soit assez bon, le malade a beaucoup maigri; on décide le cathétérisme rétrograde.

Cathétérisme rétrograde le 19 décembre. Purgatif la veille. Sulfate de quinine, 80 centigrammes le matin.

Chloroforme. Lavage du champ opératoire. Ballon de Pétersen dans le rectum. Incision verticale sur la ligne médiane. Les pyramidaux sont écartés. Vessie très profondément située et incisée par un coup de bistouri; avec le doigt, on sent très facilement le col. Une sonde métallique est introduite. On en sent très bien le bec en arrière de la plaie périnéale cicatrisée. La plaie est débridée et le bout de la sonde apparaît. On retire le ballon de Pétersen et on passe par le méat urinaire une sonde molle; l'extrémité d'un tube est attachée à celle de la sonde métallique qui vient du col vésical, et l'autre extrémité à la sonde molle qui vient du méat. Ce caoutchouc correspond au n° 25 (filière Charrière); une extrémité de ce tube passe par la plaie hypogastrique, l'autre par la verge; les deux bouts sont liés par un fil et plongés dans un urinal en verre. Au niveau de la vessie, on fait sur le tube en

caoutchouc six trous au thermocautère (procédé de Desfontaines, du Creusot).
La vessie n'est pas suturée. Petit drain dans la plaie hypogastrique en avant
de la vessie. Une suture profonde au fil d'argent. Sutures superficielles au
crin de Florence. La plaie périnéale n'est pas suturée.

Le soir, le malade est un peu affaissé. Urines colorées par le sang. Souffre
un peu de la plaie hypogastrique. L'urine coule par les deux bouts du tube.

Le 20. Malade agité. Urines moins rouges, 1,740 grammes. Pas de tension
ni de rougeur de la plaie hypogastrique. Les tubes fonctionnent bien; il
n'est pas coulé d'urine par la plaie abdominale. Le pansement est souillé
d'un peu de sang noir. Le 20 au soir, urines claires, s'écoulent surtout par
le tube urétral. Deux frissons.

Le 21. Amélioration. Moins de douleurs. 1,050 grammes d'urine, contenant un peu de pus. La plaie périnéale va bien. Bouillon.

Le 22. État général bon. 1,140 grammes d'urine encore un peu rouge et
purulente.

Le 23. État général bon.

Le 25. Tube urétral bouché. L'urine coule par le tube abdominal, la plaie
abdominale et le drain situé en avant de la vessie. Par le tube il s'écoule
310 grammes seulement d'urine; le reste est dans le pansement.

Le 26. Le pansement est encore mouillé. On enlève les points de suture
superficiels et la suture profonde. On fait huit trous au thermocautère au
bout de la sonde. Elle est fixée par un fil à la paroi abdominale. On tire par
le bout urétral jusqu'à ce que l'extrémité qui sortait par la plaie hypogastrique soit dans la vessie. On résèque la portion bouchée du tube. A partir
de ce moment, injection d'eau boriquée tiède par le bout urétral deux fois
par jour.

Le 27. Urine bien. 1,150 grammes d'urine un peu purulente.

Le 28. État général bon. Urine encore un peu purulente par la plaie hypogastrique diminuée de moitié. Plaie périnéale rosée suppurant peu. Toujours
un peu de fièvre le soir. 39° 8.

Le 29. État général bon. Suppure peu.

Rien à noter les jours suivants. La guérison se fait complètement.

OBSERVATION XXX

Sarcome du cordon spermatique. Extirpation. Guérison. (Résumée. V. *Journal
de Médecine de Bordeaux*, 29 janvier 1888.)

V... (Germain), trente-quatre ans, cultivateur, entre le 12 novembre 1887,
salle 18, lit 13. Présente une petite tumeur au niveau de l'anneau inguinal
gauche. A quinze ans, présente au même endroit une grosseur allongée qui

disparaît au bout de quelques mois. Rien à signaler jusqu'en mars 1887, si ce n'est une pneumonie et un coup de corne de bœuf, ayant complètement mis les testicules à nu. Pas d'alcoolisme, pas de maladies vénériennes.

Au mois de mars 1887, apparition d'une grosseur faisant saillie au niveau de l'orifice externe du canal inguinal quand il est debout et rendant tout travail impossible. Puis pour une hernie, un bandage ordonné ne peut être conservé à cause des douleurs considérables qu'il occasionne. État général excellent.

Examen. — Dans le décubitus dorsal rien d'anormal ; quand on le fait tousser en appliquant la main sur l'anneau, sensation d'une masse ovoïde, venant butter contre le doigt. Quand il tousse étant debout on peut saisir la petite tumeur ; on voit qu'elle est ovoïde, comme un testicule atrophié en ectopie. Les deux testicules sont dans les bourses.

Diagnostic. Kyste du cordon.

Extirpation, le 21 novembre, par M. le professeur Demons. On trouve une tumeur solide contenue dans un sac se prolongeant dans le canal et terminé en cul-de-sac à six ou sept millimètres. Guérison rapide.

Examen de la tumeur. Sarcome fasciculé.

OBSERVATION XXXI

Hydrocèle de la tunique vaginale, traitée par l'incision. Érysipèle de la face.
Guérison.

V... (Léger), cinquante ans, tonnelier, entre le 3 avril, salle 18, lit 32, pour une hydrocèle de la tunique vaginale qu'il a depuis quatre ans, mais qui a augmenté considérablement dans ces derniers temps et le fait souffrir lors-qu'il se fatigue. Cette hydrocèle gauche présente ce fait particulier, qu'au lieu de s'arrêter au niveau de l'anneau inguinal, elle le dépasse, et lorsqu'on presse sur la tumeur, on sent une tuméfaction se faire dans l'abdomen. Cependant ce n'est pas une hydrocèle congénitale, car la poche paraît fermée de toutes parts et on ne peut faire refluer tout le liquide dans l'abdomen.

Cependant il paraît prudent de ne pas injecter de teinture d'iode et on fait une incision longitudinale externe le 12 avril. Trois pansements seulement, au troisième, au septième jour et au seizième jour. La première fois on voit que la plaie est réunie, sans suppuration. Au deuxième on enlève les points de suture. La cicatrisation est complète le 2 mai, et la température, qui jusque-là n'avait pas dépassé 38°, s'élève tout à coup à 40°2. Érysipèle de la face. (Le malade en a eu déjà trois antérieurement.) Isolement. Guérison et sortie le 17 mai. La guérison de l'hydrocèle s'est faite en vingt jours (12 avril-2 mai).

Observation XXXII

Manifestations tuberculeuses multiples. Testicule tuberculeux. Double castration. Guérison.

B... (Ulysse), vingt-trois ans, peintre, entre le 22 mars 1888, salle 18, lit 16. Pas d'antécédents tuberculeux héréditaires.

Père et mère vivants. Grands parents morts très âgés. Un frère vivant. Un autre mort de dysenterie (?). Oncles et tantes bien portants.

Antécédents personnels : brûlure considérable du dos à neuf ans. Malade pendant un an.

Il y a trois ans, pleurésie gauche, trois ponctions. Quatre litres de liquide séreux.

Octobre 1886. Testicule tuberculeux. Castration.

A la suite, douleurs considérables dans la hanche droite. Ne peut marcher. Arthrite coxo-fémorale. Reste pendant quatre mois dans un appareil silicaté. Guérison complète.

L'affection actuelle du testicule remonte à quatre mois environ. Ganglion dans l'aine. Gonflement du testicule gauche. Fistule donnant du pus. Épididyme très volumineux. Vésicules séminales indemnes.

Castration le 19 avril. Rien à noter. Guéri complètement le 5 mai. A ce moment commence à se lever et souffre du genou gauche. Pointes de feu. Sort de l'hôpital. Revient quelque temps après montrer une grosseur survenue au niveau des cartilages des fausses côtes. Pas de fluctuations. Pointes de feu répétées.

Rentre de nouveau en janvier 1889. Les douleurs du genou ont augmenté. Tumeur blanche manifeste. Immobilisation. Révulsifs.

Au milieu de toutes ces manifestations la santé générale se maintient excellente. Embonpoint conservé. Appétit bon. Ne tousse pas. Depuis l'ablation du second testicule les fonctions génitales se font comme avant. Érections fréquentes et éjaculations assez notables.

Observation XXXIII

Sarcome encéphaloïde du testicule. Castration. Guérison.

D... (Gabriel), trente-sept ans, vigneron, entre le 8 mai 1888, salle 18, lit 32, porteur d'une tumeur du testicule gauche. Antécédents héréditaires nuls. Lui-même s'est toujours très bien porté. Sa maladie remonte à trois ans environ. Le testicule a grossi peu à peu sans être douloureux d'abord.

Cependant depuis six mois il est un peu sensible et est le siège d'élancements pénibles. Pas d'autres symptômes.

On trouve une tumeur ovoïde grosse comme une orange, mollasse. Rien du côté des enveloppes. Peau tendue lisse.

Diagnostic : sarcome encéphaloïde.

Castration le 17 mai. Les fils qui maintenaient le cordon sont coupés par mégarde en même temps qu'on sectionne cet organe. D'où rétraction nécessitant un agrandissement de l'incision. Les artères sont liées. Drainage. Suture à soie. Suppuration assez abondante pendant quelques jours; puis diminuée de plus en plus. Guérison le 13 juin. Le malade sort.

Il est encore actuellement en bonne santé.

Examen histologique : Tumeur molle pleine d'une bouillie rosée gélatineuse. Sarcome encéphaloïde.

Observation XXXIV

Kyste du parovaire droit. Ovariotomie.

V... (Marie), vingt-sept ans, épicière, entre le 15 juillet 1888, salle 9, lit 4. Antécédents héréditaires nuls.

Rien dans les antécédents personnels. Réglée à quatorze ans d'une manière toujours régulière et sans douleurs. Mariée à dix-huit ans. Deux enfants. Accouchements heureux; pas de fausses couches. Pas d'autre maladie. Au moment du sevrage du dernier enfant, cette femme éprouve des coliques et des crampes d'estomac avec gonflement du creux épigastrique; crampes dans les jambes et diarrhée ayant duré une quinzaine de jours, jusqu'au moment du retour des règles. A ce moment besoins d'uriner fréquents; urine peu abondante, environ trois quarts de litre dans les 24 heures. Ces phénomènes remontent à six ans et, depuis lors, à chaque instant se renouvelaient ces périodes de diarrhée assez abondante, liquide et durant de quinze jours à deux mois. Quelques pertes blanches passagères.

Au bout d'un an, la partie supérieure du ventre commence à se montrer plus grosse que normalement. Depuis trois ans et demi quelques douleurs commencent à apparaître, surtout après la fatigue; elles sont accompagnées d'un sentiment de pesanteur à l'hypogastre.

L'appétit est diminué et devient très capricieux.

L'amaigrissement est de plus en plus marqué avec perte de forces. La malade a la figure pâle, le teint terreux. Les règles se sont toujours maintenues régulières. Mictions fréquentes pendant le jour, tous les quarts d'heure environ. Une fois seulement la nuit.

A la palpation de l'abdomen on sent une tuméfaction qui occupe surtout le côté droit. A ce niveau le ventre est soulevé et gros. Matité complète. On ne sent pas nettement de fluctuation. Rien au toucher vaginal.

Ovariotomie le 21 juillet 1888. Incision sur la ligne médiane de 12 centimètres. On tombe sur une paroi kystique mince, lisse et non adhérente aux organes voisins. Extirpation du kyste des plus simples. Ligature du pédicule. Deux sutures au fil d'argent; huit sutures superficielles à la soie phéniquée.

Le soir, T. 37°6. P. 98. Peu de douleur.

Rien à noter les jours suivants. L'état est bon. Rétention d'urine qui dure quinze jours.

Le 25 juillet. Constipation. Limonade purgative.

Le 26. Un peu de muguet. Collutoire boriqué. Toujours pas de douleurs.

Le 28. L'urine est trouble et purulente. Lavages boriqués deux fois par jour.

Le 29 juillet. Les points de suture sont enlevés.

Le 2 août. Limonade purgative.

Les jours suivants, l'état de la plaie est très bon. Pas de douleurs dans l'abdomen. Crampes violentes dans les jambes.

La malade commence à se lever. Elle sort le 17 août. La plaie est complètement cicatrisée.

Au bout de quinze jours environ, nous avons appris qu'un peu de suppuration s'était faite en un des points de la ligne d'incision. Le médecin appelé fit quelques cautérisations au nitrate d'argent et resserra les lèvres de cette plaie avec un peu de sparadrap. La guérison fut rapide, et depuis cette femme se porte très bien.

Tableau de la Température et du Pouls.

	matin.		soir.			matin.		soir.	
	T.	P.	T.	P.		T.	P.	T.	P.
21 juillet....	» ° »	»	37°6	98	31 juillet....	38°»	»	38°2	»
22 —	36 4	94	» »	»	1 août	37 4	»	37 9	»
23 —	37 8	96	37 8	104	2 —	37 5	»	37 2	»
24 —	37 7	»	37 8	102	3 —	37 »	»	37 4	»
25 —	37 8	»	38 4	116	4 —	37 2	»	» »	»
26 —	37 8	98	38 4	102	5 —	36 8	»	37 2	»
27 —	37 8	»	37 6	106	6 —	37 3	»	37 »	»
28 —	37 6	96	36 6	94	7 —	37 3	»	37 5	»
29 —	37 4	»	37 6	88	8 —	37 1	»	37 3	»
30 —	39 »	»	38 3	99	9 —	37 4	»	37 1	»

OBSERVATION XXXV

Kystes de l'ovaire gauche et du parovaire droit inclus dans le ligament large.
Ovariotomie. Mort.

G... (Marie), quarante-trois ans, entre le 7 avril, salle 9, lit 5.

Antécédents héréditaires : Rien d'intéressant. Mère morte de couches. Trois frères et sœurs bien portants. Trois morts en bas âge d'affections diverses.

Antécédents personnels : Mariée à l'âge de vingt ans. Un enfant vivant et une fausse couche de sept mois.

Réglée à onze ans, régulièrement. Règles abondantes. Pas de pertes blanches, pas de maladies antérieures.

Maladie actuelle. — Remonte à trois ans. Elle s'aperçut alors d'une petite grosseur dans le flanc gauche, de la grosseur d'une mandarine. Cette tumeur grossit peu à peu sans douleurs, si ce n'est au moment des règles où elle souffrait un peu.

Depuis le mois de novembre 1887, c'est-à-dire depuis six mois, cette tumeur a grossi beaucoup, jusqu'à atteindre le volume actuel, toujours sans souffrance. La santé générale est bonne, seulement un peu d'amaigrissement. L'appétit est cependant conservé. Les règles viennent toujours régulièrement. Tempérament nerveux.

Examen. — On trouve une tumeur ayant envahi tout le côté gauche, s'élevant sur la ligne médiane jusqu'à l'ombilic. Par le toucher vaginal, on sent l'utérus très remonté et une tumeur saillant dans le cul-de-sac postérieur qui a en partie disparu. L'utérus suit les mouvements imprimés et le doigt dans le vagin apprécie les mouvements. Mais si on presse l'abdomen sur la ligne médiane, on immobilise l'utérus entre la paroi et la tumeur. Ponction faite le 18 avril sur la ligne médiane. Environ 150 grammes de liquide transparent, incolore, légèrement opalin ne contenant ni albumine, ni paralbumine, mais un peu de métalbumine.

Deuxième ponction le 25 avril faite du côté gauche. On ne retire que quelques seringues de Pravaz d'un liquide très chargé de cholestérine.

Rien du côté des organes urinaires. Mictions normales. Constipation habituelle.

Opération le 12 mai. — Incision d'abord ne dépassant pas l'ombilic en haut. Une fois le péritoine incisé, on trouve une paroi kystique lisse et rosée.

Ponction. Donne issue à 500 grammes d'un liquide très épais chargé de cholestérine. La poche kystique est alors attirée en dehors. Pédicule assez mince et assez long. Traversé par deux fils. Ligature séparée des deux moitiés, puis seconde ligature totale. Le kyste a une paroi mince, il est gros comme une tête d'enfant de deux ans et présente un petit kyste secondaire gros comme une cerise.

En écartant les anses intestinales, on aperçoit un second kyste qui n'est pas mobile et paraît enclavé profondément. En faisant le toucher vaginal, on voit que c'est lui qui faisait saillie dans le cul-de-sac postérieur. Ce kyste paraît inclus profondément dans le ligament large du côté droit. Pour permettre de l'énucléer, il faut agrandir l'incision qui est prolongée à trois centimètres au-dessus de l'ombilic.

Ce kyste énucléé contient un liquide clair comme de l'eau et c'est lui qui avait été retiré lors de la première ponction. Il est gros comme une tête d'adulte et absolument uniloculaire.

Après toilette du péritoine, quatre sutures profondes sont faites au fil d'argent et des sutures superficielles à un centimètre environ les unes des autres.

Le soir, quelques vomissements jaunâtres commencent à se montrer. Ils persistent toute la nuit et deviennent de plus en plus fréquents. T. soir, 38°.

Le lendemain matin, 13, figure très fatiguée, yeux enfoncés, bouche sèche. Tout est rejeté aussitôt pris. Les vomissements deviennent incessants dans la journée. Traits de plus en plus tirés.

T. matin et soir, 37°2. P. matin, 96; soir, 98.

Le lundi 14. Aggravation notable, sueurs froides, yeux excavés, faciès hippocratique. Un peu de ballonnement de l'épigastre. T. matin, 38°2; soir, 38°4. P. matin, 108; soir, 106.

Le pansement est défait et on constate qu'une anse intestinale fait hernie. En effet, deux sutures profondes se sont rompues et les sutures superficielles ont cédé également. Cette anse est rosée et parsemée d'arborisations vasculaires. Lavage antiseptique. L'anse est rentrée. Les sutures sont refaites. Les vomissements persistent sans interruption. L'état s'aggrave de plus en plus et la mort arrive dans la nuit du 15. T. du 15, matin, 37°8; soir, 38°5. P. matin, 122; soir, 130.

L'autopsie révèle les lésions de la péritonite généralisée.

OBSERVATION XXXVI

Kyste du parovaire droit. Ovariotomie. Guérison.

D... (Jeanne), trente-sept ans, entre le 30 juillet 1888, salle 9, lit 5.
Pas de maladie antérieure. Réglée à onze ans. Menstruation régulière.

Mariée à seize ans. Six enfants. Accouchements normaux. La maladie actuelle a débuté il y a cinq ans, au moment du sevrage du dernier enfant, par des douleurs dans le côté droit et la malade découvre là une petite tumeur qui va en augmentant. Mais l'augmentation s'est surtout accentuée depuis le mois de décembre 1887, car, auparavant, la tumeur était grosse au plus comme une orange et elle a acquis le volume actuel depuis ce temps. A ce moment, les douleurs deviennent plus considérables et bientôt intolérables. Coliques atroces qui nécessitent le repos au lit. Vésicatoire, teinture d'iode, etc.

Depuis le commencement de la maladie, elle a toujours été réglée, mais d'une façon un peu irrégulière. Mictions plus fréquentes qu'à l'état normal. Constipation habituelle. Santé à peu de chose près conservée, mais amaigrissement notable. Appétit conservé.

A l'examen, le ventre est uniformément gros et, lorsque la femme est dans le décubitus dorsal, il s'affaisse légèrement sur les côtes. Cet affaissement est dû à ce que les parois abdominales sont épaisses et très mobiles et glissent facilement sur la tumeur, qui occupe la partie médiane du ventre et paraît elle-même mobile.

Le toucher vaginal révèle un col remonté. Rien au toucher rectal.

Ovariotomie le 2 août 1888.

Incision de dix-sept centimètres, allant de la partie inférieure du ventre jusqu'à l'ombilic.

Le péritoine incisé, la tumeur apparaît. La poche est libre de toute adhérence et est facilement entraînée au dehors. La ponction fait sortir un liquide clair, transparent et non filant.

Ce liquide avait été envoyé à M. Denigès; l'analyse n'a pas été remise.

Le kyste, une fois vidé, le pédicule est lié par deux ligatures (première, en deux temps, prenant chaque moitié; deuxième, totale); le pédicule est assez large.

L'ovaire droit, auquel était accolé le kyste qui n'adhérait pas au ligament large, était sain. Lavage du péritoine à l'eau filtrée et bouillie. Hémostase : une dizaine de fils de catgut lient les vaisseaux de la paroi. Trois points de suture profonde au fil d'argent; vingt et une sutures superficielles à la soie.

Le kyste a le volume d'une tête d'adulte. La paroi est assez mince; on y trouve accolé un kyste secondaire du volume d'une mandarine contenant un liquide analogue. Rien à noter les jours suivants.

Pas de douleurs; quelques vomissements le soir de l'opération, ainsi que le lendemain 3 août.

Le surlendemain 4. Quelques vomissements encore.

Le 5. Rien à noter, la malade est calme; à peine quelques douleurs sourdes.

Le 6. La malade n'a plus besoin d'être cathétérisée; elle urine seule. Un peu de douleur au niveau du ventre.

Le 7. Le pansement est défait; la plaie a bon aspect. Un des points de suture est rouge et la pression fait sourdre du pus à ce niveau.

Le 8. Purgation à l'huile de ricin, car la malade n'a pas été à la selle depuis son opération.

Rien à signaler les jours suivants. Le pansement est défait une fois; le 12, on enlève les points de suture. Le 14, la température qui s'était, jusque-là, maintenue autour de 38°4, s'élève brusquement à 39°9. Le pansement est défait et on constate un abcès au niveau d'un des points de suture. Cet abcès est ouvert; il s'écoule une notable quantité de pus. La température s'abaisse les jours suivants.

La malade ne souffre pas beaucoup, si ce n'est qu'elle se plaint d'élancements au niveau de la plaie.

La température s'élève un peu le 18 au soir; le 19 le pansement est défait. La malade souffre notablement et, en effet, on trouve encore un abcès au niveau d'un autre point de suture. Incision. Soulagement.

Le 26, encore un autre abcès est incisé. Enfin, les choses s'amendent et la malade sort le 2 septembre, complètement guérie.

Tous ces abcès s'étaient développés à gauche de l'incision.

Tableau de la Température.

	matin.	soir.		matin.	soir.
2 août	» »	37°8	13 août	37°2	37°6
3 —	37 4	37 8	14 —	38 4	38 6
4 —	37 8	» »	15 —	39 8	38 6
5 —	38 2	37 4	16 —	39 4	39 2
6 —	38 3	38 »	17 —	38 4	39 »
7 —	38 3	38 1	18 —	38 6	38 8
8 —	38 4	38 2	19 —	37 5	39 2
9 —	38 3	38 1	20 —	38 8	39 2
10 —	38 3	38 2	21 —	37 4	37 2
11 —	38 3	38 5	22 —	38 1	37 7
12 —	37 6	38 3	23 —	35 5	37 9

Observation XXXVII

Kyste de l'ovaire droit. Ovariotomie le 13 octobre. Bronchite. Guérison.

V..... (Marie), soixante-quatorze ans, entre le 6 octobre 1888, Dames payantes, chambre 6. Antécédents héréditaires : Parents morts de vieillesse

Antécédents personnels : pas de maladie antérieure; réglée à treize ans d'une manière normale. Réglée régulièrement. Mariée à vingt-quatre ans : six enfants, le dernier à quarante ans. Accouchements normaux. Dans l'intervalle des grossesses, menstruation bien régulière. Ménopause à quarante-neuf ans, sans souffrance.

La maladie actuelle a commencé à l'âge de soixante-huit ans, en 1875. Elle éprouve de la fatigue, devient faible en même temps que son ventre augmente. A ce moment, ictère très considérable, parait-il. Le ventre grossit peu à peu pendant deux ans. Enfin on fait une ponction qui la soulage. Mais le ventre recommence à grossir, et au bout de deux ans, on fait une nouvelle ponction. Une troisième et une quatrième sont encore faites à deux ans d'intervalle, puis trois autres à une année seulement d'intervalle. En tout sept ponctions. Il n'y a jamais eu à proprement parler de souffrances; c'était seulement de la fatigue, de la pesanteur et une grande gêne. Appétit conservé; fonctions digestives bonnes; pas de constipation.

Les mictions sont très fréquentes et donnent chaque fois beaucoup d'urine. Quand la malade est debout, elle urine presque à tout moment.

A l'examen, on découvre une femme paraissant avoir une bonne santé et non amaigrie. Le ventre est très gros, et la malade étant au lit, il n'est pas proéminent, mais semble plutôt un peu étalé. La peau du ventre est très plissée et peut être saisie facilement. Au-dessus on sent une tumeur globuleuse un peu affaissée et la peau glisse assez facilement si ce n'est à la partie médiane, au-dessous de l'ombilic où elle parait adhérente et n'a que des mouvements de glissement très limités. La tumeur est fluctuante et parait volumineuse. Une ponction pratiquée ramène un liquide clair d'une coloration verdâtre, un peu filant. C'est un liquide analogue qui a été retiré les autres fois.

Rien au toucher vaginal; utérus assez mobile. Ovariotomie le 13 octobre.

Grande incision depuis l'hypogastre jusqu'à quatre travers de doigt au-dessus de l'ombilic. On trouve, une fois le péritoine incisé, les adhérences à la tumeur prévues; mais elles sont molles et sont facilement déchirées par le doigt. On tombe alors sur une grosse tumeur remplissant tout l'abdomen. Ponction. Évacuation de liquide. La tumeur est facilement amenée au dehors. Ligature du pédicule qui est à droite, en deux temps, première ligature composée de deux fils liant séparément une moitié, deuxième ligature embrassant tout le pédicule.

Une fois la tumeur enlevée, le ventre parait vide; les intestins sont petits, ratatinés et refoulés. On fait cinq sutures profondes au fil d'argent, après avoir lié quelques vaisseaux de la paroi au moyen du catgut. Pas de lavage, car aucune goutte de sang ni de liquide n'était tombée dans le péritoine.

Nombreuses sutures au crin de Florence.

La tumeur pèse 8ᵏ55 (y compris le liquide). Elle provient de l'ovaire droit : elle présente une grande poche, à l'intérieur de laquelle fait saillie une tumeur solide, grosse comme un marron. Trois poches secondaires, la plus grosse comme un marron. Sur toute la surface interne du kyste principal, on voit une foule de petits kystes de la grosseur d'un grain de mil. A la surface externe on voit un certain nombre de petits kystes transparents.

Suites des plus simples.

Pas de vomissements, si ce n'est dans la seconde nuit après l'opération. Pas de douleurs abdominales. Cependant la malade a une température un peu élevée, ce qui provient d'une congestion pulmonaire intense. Il y a dans toute la poitrine des râles divers qui inspirent quelque crainte. Potion alcoolique. Extrait thébaïque. Kermès.

Points de suture enlevés le neuvième jour; tout va bien. Les accidents thoraciques s'amendent; la malade se lève le quatorzième jour et sort le 30 octobre.

Tableau de la Température et du Pouls.

	matin.		soir.			matin.		soir.	
	T.	P.	T.	P.		T.	P.	T.	P.
13 octobre .	»0»	»	38o4	106	22 octobre .	37o2	»	38o4	114
14 —	38 4	94	38 5	»	23 —	38 8	92	38 4	116
15 —	37 4	88	38 4	100	24 —	» »	»	38 2	118
16 —	38 »	100	38 4	102	25 —	37 4	»	39 »	116
17 —	38 4	»	38 3	108	26 —	37 6	»	37 8	»
18 —	38 4	»	38 6	108	27 —	36 4	»	37 6	»
19 —	38 1	108	38 2	108	28 —	37 4	»	38 2	»
20 —	» »	»	38 »	182	29 —	27 2	»	38 5	»
21 —	» »	»	37 7	102	30 —	37 2	»	» »	»

OBSERVATION XXXVIII

Kyste du parovaire droit. Epilepsie. Ovariotomie le 13 octobre 1888. Guérison.

V... (Jeanne), trente-quatre ans, pâtissière, entre le 5 octobre 1888, salle 9, lit 10.

Antécédents héréditaires. Rien à signaler; père et mère vivants. Antécédent personnels : n'a jamais été malade. Réglée à quinze ans. Menstruation normale et régulière. Mariée à dix-neuf ans, a eu trois enfants. Les accouchements ont été normaux. La maladie actuelle remonte à huit ans. Elle a commencé à souffrir du ventre et a constaté une grosseur du volume de la moitié du poing située à la partie supérieure et un peu à droite. La pression du ventre était douloureuse. Douleurs également quand la malade, étant serrée, voulait se baisser. Six mois après, elle devient enceinte du troisième enfant. L'accouchement est normal, mais la grosseur persiste et augmente insensiblement.

En même temps la malade éprouve des crises épileptoïdes qui consistent en ceci : brusquement cette femme a une sensation d'étouffement ; une sorte de boule part du creux épigastrique et monte à la gorge : en ce moment la parole est arrêtée. La malade a juste le temps, si elle est debout, de s'appuyer. Elle reste ainsi environ une demi à une minute sans pouvoir parler, pouvant remuer les bras et ne perdant pas connaissance. Cependant, les yeux prennent une expression étrange et sont convulsés en haut. La malade comprend parfaitement ce qu'on lui dit à ce moment.

Pendant la grossesse qui suivit leur apparition, les crises disparurent complètement, puis reparurent après et à intervalles réguliers. Elles se produisaient quinze jours après les règles, une ou deux par mois.

La tumeur grossit peu à peu jusque il y a deux ans, où elle acquiert le volume actuel et elle reste stationnaire.

Depuis un an, en dehors des crises signalées, la malade en a pendant les règles, une à deux par jour.

Enfin, depuis trois mois, elles étaient devenues plus fréquentes et elle en avait au moins une chaque jour. Les crises se produisaient surtout le matin.

Cette tumeur ne gênait pas la malade outre mesure : elle ne la faisait souffrir que d'une manière insignifiante. Cependant, depuis un mois, la malade souffrait beaucoup du ventre.

Pas d'appétit, digestion impossible. Elle ne prenait que du lait.

Rien du côté de la vessie ni du rectum.

A l'examen, on voit que le ventre de cette femme est un peu gros, et quand on le palpe, on sent sur la ligne médiane, et débordant surtout à droite, une petite tumeur qui peut être évaluée à la grosseur d'une tête d'enfant de deux ans. Elle paraît parfaitement mobile. Une ponction ramène un liquide clair et jaunâtre, un peu visqueux.

Rien au toucher vaginal.

Ovariotomie le 13 octobre. Incision de onze centimètres sur la ligne médiane, trois pinces à forcipressure. Le kyste vidé est amené au dehors. Deux ligatures sur le pédicule qui paraît un peu tordu. Écoulement de sang pour ainsi dire nul.

Deux points de suture profonds, au fil d'argent. Treize points de suture superficielle au crin de Florence. L'opération dure à peine treize minutes.

Le kyste avec son contenu pèse 1,000 grammes. Il est un peu plus gros qu'une tête de fœtus. Il appartient manifestement au parovaire, mais présente ce fait remarquable d'être pédiculé, ce qui en rend l'extraction facile. Il est absolument uniloculaire. Sa paroi est lisse et peu épaisse.

Les suites sont excellentes. Pas de vomissements. Pas de douleurs. Seulement, le soir, la température se maintient un peu élevée et la malade accuse de la céphalalgie. Le sixième jour, le pansement est défait. Tout va bien, pas de rougeur, la réunion paraît faite Pas trace de suppuration : le même pansement peut être remis.

Le dixième jour, tous les points de suture sont enlevés ; pas trace de suppuration. Réunion par première intention absolue.

Le douzième jour, une crise d'épilepsie. Deux autres crises le quinzième jour.

Le seizième jour, la malade se lève et sort guérie le 6 novembre.

A noter seulement la constipation opiniâtre qui a suivi l'opération et qui expliquait peut-être la fièvre. En effet, elle cédait à plusieurs purgations.

Tableau de la Température et du Pouls.

	matin.		soir.				matin.		soir.	
	T.	P.	T.	P.			T.	P.	T.	P.
13 octobre .	» o »	»	38°4	92		21 octobre .	» o »	96	38°6	98
14 —	37 6	94	38 2	»		22 —	» »	96	38 4	98
15 —	38 4	96	38 4	100		23 —	37 6	»	38 4	»
16 —	38 »	»	39 »	110		24 —	» o	»	38 4	»
17 —	38 »	»	39 »	106		25 —	37 6	»	38 4	»
18 —	37 9	»	39 4	114		26 —	38 4	»	38 5	»
19 —	37 6	102	38 4	112		27 —	38 1	»	39 2	»
20 —	37 8	»	38 5	102		28 —	37 8	»	38 3	»

Observation XXXIX

Kyste dermoïde de l'ovaire. Ouverture vaginale. Septicémie. Phlegmon iliaque. Ovariotomie. Mort.

C... (Louise), vingt ans, ménagère, entre le 18 mai 1888, salle 9, lit 11.

Pas de maladie antérieure, sauf quelques accès de fièvre intermittente il y a quatre ans. Réglée à dix-sept ans sans douleur ; les règles viennent seulement tous les deux ou trois mois, sans douleurs. Mariée en octobre 1886, c'est-à-dire vingt mois avant l'époque actuelle. Les règles, à partir de ce moment, viennent régulièrement tous les mois. Pas de grossesse.

En janvier 1887, se mouille au moment des règles, qui s'arrêtent ; alors, de très grandes douleurs arrivent. La malade garde le lit ; elle souffre horriblement, a beaucoup de fièvre. On donne des opiacés. Cet état dure quinze jours, au bout desquels une détente se produit. A ce moment, on commence à percevoir dans le bas-ventre, presque à la partie médiane, mais un peu à gauche, une grosseur qui reste stationnaire. La malade reprend son travail.

Au mois d'octobre 1887, à la suite d'un voyage, elle est reprise de grandes douleurs pendant trois jours. Cet état se calme sous l'influence du repos, et elle peut de nouveau vaquer à ses occupations jusqu'au 16 mai, c'est-à-dire six jours avant son entrée à l'hôpital. Ce jour-là, les règles arrivent comme d'habitude, mais avec de grandes douleurs, qui augmentent le lendemain. En même temps les règles s'arrêtent. Bientôt, les douleurs deviennent intolérables et le ventre augmente notablement de volume. Le surlendemain, les règles reviennent, mais les douleurs ne cessent pas; elles sont très considérables. De plus, la malade, le jour de son entrée à l'hôpital, ne peut uriner; elle est sondée le soir. Il y a une constipation opiniâtre. Un purgatif a été donné deux jours avant son entrée à l'hôpital. On sent une tuméfaction diffuse de toute la partie inférieure du ventre; la pression est excessivement douloureuse.

Au toucher, on sent le col de l'utérus un peu porté en avant; le cul-de-sac antérieur est libre. Mais en arrière on sent, au niveau du cul-de-sac postérieur, une tuméfaction avec résistance, fluctuation assez nette. Cette tuméfaction paraît s'étendre en arrière de l'utérus.

Le diagnostic d'hématocèle paraissant évident, le samedi 19 mai, une incision est faite au niveau du cul-de-sac postérieur. Il s'écoule un liquide noirâtre, sans odeur, et le diagnostic d'hématocèle paraissait confirmé, quand le doigt, introduit profondément, ramène une mèche de cheveux châtain clair d'une longueur d'environ trente centimètres. On voit alors qu'il s'agissait d'un kyste dermoïde existant probablement depuis longtemps et ayant déterminé de l'inflammation du voisinage.

Deux grosses sondes en caoutchouc durci sont introduites après lavage de la poche à la liqueur de Van Swieten; puis drainage. Le vagin est bourré de tampons de gaze iodoformée. Le soir, cathétérisme et lavage. Pas de douleurs. Lendemain, 20 mai, pansement, lavage. Il s'écoule pendant la nuit beaucoup de liquide noir par les drains. Cathétérisme. Le soir, idem. Dans la nuit, vomissements verdâtres.

Le 21. Même état. Écoulement abondant de liquide noirâtre. Ne souffre pas.

Le 22 mai. Il s'est écoulé par les drains une quantité notable de sang. Il y a eu quelques douleurs qui persistent dans la journée.

Le 23. Un drain qui sort est retiré. Il s'est écoulé une certaine quantité de sang. Pas de douleurs. Le ventre est douloureux à la pression. L'urine examinée donne une réaction noire.

Même état les jours suivants. La température, plus élevée d'un degré le soir que le matin, monte d'une façon insensible, en même temps que les douleurs apparaissent de plus en plus. L'écoulement est presque constamment sanguinolent et acquiert une odeur putride. Le ventre est douloureux, tendu, ballonné. Constipation. La température atteint, le 30 mai, 39°7 et se maintient constamment au-dessus de 39°. Les douleurs sont devenues très vives et nécessitent des injections sous-cutanées de morphine, le soir. L'odeur du liquide qui s'écoule est putride, malgré de fréquents lavages à la liqueur de Van Swieten et la gaze iodoformée.

En même temps, l'état général est mauvais; la malade mange à peine; la figure est pâle, les traits sont cernés.

Le 30. La peau du ventre est très douloureuse à droite, dans la fosse iliaque, où on sent un empâtement profond. Il se fait là une inflammation. Glace.

Le 31. On perçoit une sensation de fluctuation qui fait penser à un flegmon iliaque. La glace est continuée, et la fluctuation ne devient pas plus perceptible. Il semble plutôt que l'inflammation a cédé et que la suppuration ne s'établit pas.

Cependant, l'état général devenant de plus en plus mauvais, il est évident qu'il faut tenter une opération plus radicale, et le 5 juin, la malade, très affaiblie, est chloroformée, et la laparotomie est pratiquée. Tout d'abord, on fait une incision allant de l'ombilic au pubis, et on est frappé de voir, en tombant sur l'épiploon, une coloration noire intense. Au-dessous de l'épiploon, on aperçoit les parois du kyste qui paraît adhérent de tous les côtés. Il est situé profondément, s'enfonce dans le petit bassin, en arrière de l'utérus, et paraît difficile à aborder. Aussi, une seconde incision est faite à droite, où il paraît s'avancer, et on tombe sur un foyer purulent. Le phlegmon iliaque existait réellement. Le pus est évacué et on fait un lavage. Enfin, on dissèque la paroi du kyste et on l'enlève par lambeaux. On ramène ainsi des productions cornées, des concrétions osseuses, des poils.

Après lavage de toute la cavité abdominale, on suture la plaie. La malade est froide, le pouls imperceptible. Le choc opératoire est très grand. Mort quelques heures après.

Observation XL

Kyste dermoïde de l'ovaire. Ovariotomie. Guérison.

C... (Clémence), trente ans, entre aux Dames payantes, chambre 6, le 5 juillet 1888.

Pas de maladie antérieure. Réglée à douze ans. Menstruation irrégulière : les règles surviennent tous les trois, quatre mois seulement. Douleurs considérables au moment de leur apparition. Durent huit jours. Mariée à dix-neuf ans. A partir de ce moment, les règles deviennent régulières. Durent toujours

11

aussi longtemps, mais sans douleurs. Deux enfants. Une fausse couche de trois mois, il y a quatre ans. Accouchements normaux. Première grossesse, trois mois après le mariage. Depuis, a toujours été bien réglée tous les mois. A remarqué deux fois ses règles se suspendre à la suite d'une émotion, puis revenir, avec un retard de dix jours, pendant deux mois consécutifs.

Pas de pertes blanches ni avant ni après son mariage. Constipation opiniâtre de tout temps.

Il y a quatre ans, après sa fausse couche, souffre constamment du ventre.

Il y a deux ans, s'aperçoit d'une grosseur dans le côté droit, située dans l'hypocondre, un peu au-dessus d'une ligne transversale passant par la crête iliaque. La pression, à ce niveau, était douloureuse. La tuméfaction a augmenté peu à peu jusqu'à avoir le volume d'aujourd'hui. Au moment des règles, le ventre était plus douloureux et gonflait. Mictions normales; souffrait quelquefois en urinant. Appétit diminué. Digestions difficiles, l'estomac gonfle après les repas. Amaigrissement depuis deux mois.

Pas de symptômes douloureux du côté des membres inférieurs. Pas d'œdème des jambes.

Actuellement, le ventre est étalé et on y trouve une tuméfaction s'étendant jusque dans les fosses iliaques et les hypocondres. Peau souple, plissée, glisse sur la tumeur. Vergetures. Ombilic saillant. La tuméfaction remonte plus haut, à droite. Elle va jusqu'au niveau de l'épigastre, et cette partie est plus dure et offre une certaine résistance. Au-dessus, et un peu à droite de l'ombilic, nodosités de quatre centimètres de diamètre environ.

A gauche, et un peu au-dessus de l'ombilic, la sensation n'est plus la même, et on constate qu'il y a une moindre résistance si on comprime à ce niveau et qu'on retire ensuite le doigt, on a la sensation de quelque chose venant frapper la paroi. (Absolument comme un fœtus dont les petites extrémités viendraient frapper.)

En comprimant les mouvements plus ou moins obliquement, le choc vient se produire plus ou moins loin du point frappé. La sensation est celle d'un bouchon sur l'eau qu'on enfonce et qui revient à la surface.

Ovariotomie le 12 juillet 1888.

Les détails de l'opération et des suites, ainsi que le tableau de la température, ont été égarés. L'opération a été facile et n'a rien présenté de particulier. La température s'est toujours maintenue au-dessous de 38°, sauf le quatrième jour, où elle est montée à 38°5 environ. Guérison complète le 28 juillet.

Examen des pièces. — Le kyste se compose de six poches de grandeurs différentes, et contenant toutes un liquide rougeâtre et légèrement filant. La poche principale est plus volumineuse qu'une tête d'adulte et présente, appendus sur sa face gauche, deux kystes secondaires dont le plus inférieur est le plus volumineux (grosse orange). Sur sa face inférieure elle présente aussi trois autres kystes moins volumineux que les précédents, et dont le plus volumineux a la grosseur d'une mandarine tandis que le plus petit est gros comme une noix.

Chose singulière : en ouvrant largement la grande poche, on voit paraître un bloc de matière blanchâtre ayant l'aspect et la consistance de celle que l'on retire des kystes sébacés. Cette masse, qui a le volume des deux poings, renferme dans son sein, et intimement mélangée à elle-même, une quantité innombrable de petits poils châtains très fins et d'une longueur moyenne de trois centimètres. En examinant attentivement la paroi interne de cette poche, on pouvait voir, en un point de cette paroi, une petite saillie charnue contournée sur elle-même et dont les deux extrémités, rapprochées l'une de l'autre, semblaient munies d'appendices de consistance cartilagineuse donnant grossièrement à l'ensemble de cette production l'aspect d'un embryon. L'un de ces appendices était constitué par une dent.

Ce qu'il y avait aussi de singulier, c'est que du côté de la convexité et de la concavité de ce qui figurait l'embryon, on voyait émerger deux touffes de poils volumineux et agglutinés par une quantité assez abondante de matière sébacée de couleur jaunâtre. Ces poils se détachent avec la plus grande facilité. Dans aucun autre point de cette paroi pas plus que dans les autres kystes secondaires, on ne retrouve le caractère dermoïde.

OBSERVATION XLI

Sarcome kystique multiloculaire de l'ovaire droit. Ovariotomie le 12 juillet 1888. Mort.

T... (Anna), quarante-huit ans, cuisinière, entre le 8 juillet, salle 9, lit 3. Rien dans les antécédents héréditaires.

Antécédents personnels. A eu la variole. Pas d'autres maladies véritables, mais santé pas trop robuste. Menstruation tardive et difficile. A quinze ans, pâlit et devient chlorotique. Les règles arrivent à dix-huit ans, restent six mois sans revenir, puis reviennent à intervalles irréguliers. N'a pas été mariée.

Vers l'âge de trente-quatre ans, les règles deviennent régulières, puis, quelques années après, avancent de manière à venir toutes les trois semaines puis tous les quinze jours, dans les derniers temps avant la maladie.

Il y a six ans que la maladie actuelle a commencé par des crises de vomissements venant tous les quinze ou vingt jours et laissant une grande lassitude. (Valériane.) A ce moment les règles redeviennent irrégulières, restent deux à trois mois sans paraître. Sept ou huit mois après, pendant lesquels elle ne marche qu'avec beaucoup de fatigue (il y a par conséquent cinq ans), elle voit dans la fosse iliaque droite une grosseur près de la ligne médiane. Cette grosseur a toujours été en augmentant. Souffrances et fatigues pour marcher.

Les règles sont toujours irrégulières et reviennent à des intervalles variables. Il y a deux ans, nouvelle crise de vomissements pendant quatre heures. Douleurs considérables dans tout le ventre qui est ballonné. Les règles se suspendent définitivement six mois après.

Disons qu'elles n'ont jamais été abondantes. Elles l'étaient cependant un peu plus dans les derniers temps. Dans l'intervalle il y a toujours eu des pertes blanches. La tumeur a toujours été en grossissant. Elle se présente actuellement sous forme d'une tumeur s'élevant au-dessus de l'ombilic. Peau tendue et ne pouvant glisser aisément sur la tumeur. A la partie supérieure, un peu à gauche de l'épigastre, on trouve un petit lipome sous-cutané.

Le ventre a un aspect remarquable, il est tendu, dur et acuminé. La pointe se trouve près de l'ombilic. A la surface rampent des veines bleuâtres nettement dessinées.

Les mictions sont plus fréquentes qu'autrefois; elles ont lieu environ toutes les heures, quelquefois à toute minute.

Alternatives de constipation et de diarrhée. Pas d'appétit. Digestions difficiles depuis un mois. A beaucoup maigri depuis ce temps.

Douleur dans la fesse et la cuisse droites depuis un an. Engourdissement dans la cuisse. Rien à la plèvre d'aucun côté. Pas d'œdème des jambes ni de la paroi thoracique. La pression du ventre est douloureuse.

Toucher vaginal. — Rien dans les culs-de-sac. Mais l'utérus est immobile et paraît adhérer à la tumeur.

Toucher rectal. — Rien à signaler.

Opération le 12 juillet.

Incision très longue, allant de la partie inférieure du ventre jusqu'à quatre centimètres au-dessus de l'ombilic. Le péritoine incisé, on tombe sur une tumeur bosselée, d'une coloration rouge et adhérente aux parties voisines. A la partie centrale, fluctuation nette. Le trocart est plongé en cet endroit et il s'écoule un liquide brun foncé, très épais et très visqueux. Quantité retirée : 600 grammes.

Puis on procède à l'énucléation de la tumeur qui est difficilement détachée des parties voisines. Elle est adhérente à l'intestin ainsi qu'à l'utérus et à ses annexes.

Elle paraît dépendre de l'ovaire droit. Le pédicule est lié difficilement par deux ligatures.

Lavage du péritoine à l'eau filtrée et bouillie.

Le kyste principal est du volume d'une tête de fœtus environ. Tout autour existe une série de kystes secondaires contenant tous du liquide de même nature. Les parois de ces kystes sont épaissies et contiennent des éléments embryonnaires en grand nombre. Il y a nettement dégénérescence sarcomateuse. Le soir la malade souffre beaucoup : elle est très affaissée. Le lendemain, 13, les douleurs persistent, quelques vomissements. Abattement profond. T. matin, 38°2; soir, 38°6. P. 102.

Le 14. T. 39°4. Les douleurs deviennent plus considérables. T. du soir, 38°6. P. matin, 112; soir, 108. Injections sous-cutanées de morphine.

Le 15. T. matin, 38°2; soir, 39°6. P. matin, 120; soir, 136.

Douleurs considérables. Les sutures sont défaites. On trouve profondément entre l'utérus et le rectum, une collection abondante de pus. Lavage à l'eau boriquée tiède.

Le 16. T. matin, 39°2; soir, 39°4. P. matin, 132; soir, 136. Vomissements, douleurs intenses. Pouls petit, filiforme. Face tirée, yeux excavés.

Mort le 17 au matin.

Observation XLII

Sarcome des deux ovaires. Ovariotomie. Guérison.

L... (Madeleine), quarante-six ans, entre le 16 mai 1888, salle 9, lit 25.

Antécédents héréditaires. Père mort âgé; mère morte paralysée; sept frères et sœurs bien portants.

Antécédents personnels : Pas de maladie antérieure. Mariée à dix-huit ans. Un enfant. Pas de fausse-couche. Quelque temps après son accouchement se fatigue en dansant et reste quatre mois au lit avec de violentes douleurs et des pertes de sang abondantes et continuelles. Puis est guérie complètement. Pas de pertes, plus de douleurs. Menstruation régulière. Pertes durant dix, douze jours environ, mais peu abondantes.

Au mois d'août 1887, sent dans la fosse iliaque droite, immédiatement au-dessus de l'arcade crurale, une petite grosseur arrondie du volume d'une noix, douloureuse. Le médecin appelé constate une pleurésie droite et un commencement d'ascite. En quatre ou cinq jours le ventre augmente beaucoup. Une ponction donne issue à une grande quantité de liquide. Neuf autres ponctions sont faites successivement. Lorsqu'elle rentre à l'hôpital, le ventre est très gros. Une ponction fait sortir cinq litres de liquide. Depuis la première ponction elle a souffert constamment. Les règles se sont arrêtées depuis la deuxième ponction, c'est-à-dire une dizaine de jours après le début de la maladie. Quelques pertes de couleur brique. Va régulièrement à la selle sans douleurs vives. Urine assez fréquemment. La miction est douloureuse. Urines claires; ni albumine, ni sucre.

Après la ponction faite dans le service, le ventre ne paraît pas diminué, on sent une masse dure s'étendant surtout à droite, irrégulière et bosselée. La pression en est légèrement douloureuse. Rien au toucher vaginal.

Ovariotomie le 24 mai 1888. Incision médiane dépassant l'ombilic de trois centimètres. Une certaine quantité de liquide ascitique s'échappe et on voit alors une énorme masse charnue, irrégulière, s'étendant surtout à droite. Cette tumeur n'est pas adhérente à l'intestin ni à l'utérus. Elle paraît provenir de l'ovaire droit qui a disparu, elle est pédiculée; son extirpation est facile. Elle est grosse comme une tête d'adulte. A gauche, plus profondément située, est une autre tumeur analogue grosse comme une orange. L'ovaire gauche est confondu avec elle: l'extirpation en est également facile.

Lavage du péritoine. Hémostase, quatre sutures profondes, seize sutures superficielles. Suite de l'opération très simple. Le soir, un peu de douleur du ventre. Hoquet. Le lendemain, même état; pendant la nuit, vomissements.

Le 27 mai. Pansement refait. La plaie va bien. Douleurs assez vives.

Le 28. Ballonnement du ventre. Douleur. Constipation.

Le 29. Limonade purgative. Soulagement. La malade demande à manger.

Le 30. A peine quelques douleurs.

Le 31. Pansement. On enlève les points de suture.

Les jours suivants, l'état continue à être très bien. La malade prend de l'embonpoint: elle se lève tous les jours et sort guérie le 20 juin.

Tableau de la Température et du Pouls.

	matin.		soir.				matin.		soir.	
	T.	P.	T.	P.			T.	P.	T.	P.
24 mai....	» » »	»	37°2	84		31 mai.....	37°3	»	37°5	»
25 —	37 2	98	37 4	100		1 juin.....	36 8	»	36 8	»
26 —	37 8	100	37 4	96		2 —	36 5	»	37 0	»
27 —	37 3	92	37 9	88		3 —	36 6	»	38 4	»
28 —	37 2	86	37 4	92		4 —	37 6	»	37 2	»
29 —	37 6	80	37 5	90		5 —	37 1	»	37 2	»
30 —	37 5	80	37 4	76						

OBSERVATION XLIII

Épithélioma cylindrique de l'ovaire. Ovariotomie. Guérison.

L... (Claire), cinquante-trois ans, entre le 30 septembre 1888, service des Dames payantes, chambre 9, pour une tumeur abdominale occupant la fosse iliaque droite. Les douleurs occasionnées par la présence de cette tumeur lui font réclamer une intervention active.

Son père est mort à soixante-trois ans, de ramollissement cérébral; sa mère est morte à soixante et onze ans d'une hernie (?). Elle a trois frères et une sœur, tous très bien portants. Elle a été réglée à quatorze ans. Ses règles sont toujours venues régulièrement depuis.

Mariée à vingt et un ans, elle a eu cinq grossesses, dont trois enfants vivants et bien portants, un mort treize jours après sa naissance. Son avant-dernière grossesse, qui a débuté à vingt-cinq ans, s'est accompagnée d'une fausse couche de deux mois. Elle s'est très bien relevée de cette fausse couche.

Il y a quinze ans, dans un rapprochement avec son mari, elle a senti une douleur très vive dans la fosse iliaque droite. Cette douleur a été assez vive le lendemain matin pour provoquer un évanouissement. Elle l'a ressentie dans la suite pendant des années et par intervalles plus ou moins éloignés. Elle restait des années entières sans rien éprouver.

Après des alternatives d'apparition et de disparition de 1882 à 1884, ses règles ont enfin disparu définitivement pendant cette dernière année. A cette époque elle a présenté des phénomènes de polydipsie que son médecin, après analyse des urines, a cru rattacher au diabète sucré: une saison à Vichy a suffi pour faire disparaître ces symptômes. Cependant, l'année dernière, elle a pu constater sur sa chemise et en faisant sa toilette, la présence de pertes filantes jaunâtres qui maculaient quelquefois le linge de sang. Elle éprouvait ces pertes qui, nous dit-elle, lui semblaient absolument insignifiantes, une fois, quelquefois deux fois par semaine.

Dès le commencement du mois d'avril dernier, elle a commencé à éprouver des douleurs très vives et très fixes qui l'empêchaient de dormir et de vaquer à ses affaires. Ces douleurs, qui ont leur siège à la fosse iliaque droite dont elle souffrait autrefois par intervalles, mais d'une façon modérée, s'exaspéraient surtout le soir et la nuit.

A peu près vers la même époque, c'est-à-dire au commencement du mois d'avril, il semblait à la malade qu'elle percevait une petite tuméfaction dans la région douloureuse du volume et de la forme d'un œuf de poule; le grand axe de la tumeur était allongé dans le sens transversal.

Au commencement du mois d'août, le médecin lui a prescrit un vésica-toire sur le point douloureux. Non seulement la douleur n'a pas été calmée, mais depuis cette époque la tuméfaction a rapidement augmenté de volume, de façon à acquérir le volume qu'elle a actuellement. La malade qui, jusqu'alors, n'avait jamais éprouvé aucun trouble du côté des différents organes abdominaux, a, depuis, été très constipée.

Point de troubles de la miction ni d'œdème des membres inférieurs;

amaigrissement notable (de 20 livres environ). État actuel. A l'aspect extérieur, on constate une légère voussure de la paroi abdominale à trois travers de doigt au-dessous et à droite de l'ombilic. La palpation démontre qu'il existe profondément dans la cavité abdominale une tumeur du volume d'une tête de petit fœtus. La paroi abdominale tout entière glisse au-devant de cette tumeur qui, elle-même, est légèrement mobile dans tous les sens, mais surtout dans le sens transversal. La tumeur est dure, sans fluctuation et pourrait être circonscrite dans un trapèze reconnaissant comme limite en haut une ligne transversale qui passerait par l'ombilic en dedans de la ligne blanche, en dehors une ligne étendue de l'épine iliaque antérieure et inférieure au creux épigastrique et en bas par l'arcade crurale. Elle présente deux bosselures assez marquées et séparées par une échancrure profonde sur son bord interne. De plus, si on essaie de saisir la tumeur tout entière en déprimant la paroi abdominale, on sent que la partie principale s'enfonce profondément en arrière.

La zone de la matité figurait grossièrement la forme de la tumeur; elle est cependant variable à cause de l'interposition d'anses intestinales entre ses bords et la paroi abdominale. Le point culminant qui soulève la paroi abdominale est le seul dans lequel on retrouve une matité constante et absolue. Aucun des mouvements imprimés ne provoque de douleurs, si ce n'est la pression, en un point particulier, immédiatement au-dessus de l'arcade crurale. Il semble qu'il y ait là un point dépourvu de mobilité.

Le toucher fait sentir un col de multipare dévié à gauche et les culs-de-sac latéral droit et postérieur sont remplis par la tumeur.

Le diagnostic porté est celui de tumeur maligne de l'ovaire droit, ayant adhéré secondairement à l'utérus et peut-être à l'intestin.

Ovariotomie le 6 octobre 1888. Incision sur la ligne médiane de seize centimètres. Après dissection des couches on tombe sur une tumeur occupant le milieu du ventre et se dirigeant à droite, adhérente à toutes les parties voisines. Elle est molle et entourée d'une coque résistante. M. Demons enlève avec la main toutes ces masses bourgeonnantes situées à l'intérieur de cette poche, qui est laissée en place. Elle est bourrée de trois longues mèches iodoformées qu'on laisse passer à la partie inférieure de l'incision (procédé de Mikulicz). Sutures au fil d'argent et au crin de Florence.

Le soir, douleurs vives. Injections de morphine. T. 37°4. P. 94.

Le 7 octobre. Quelques vomissements dans la nuit. Cessent le matin. Douleurs moindres. T. matin et soir, 38°2. P. 106; soir, 108. Soir, vomissements, quelques coliques. Soif. Pouls petit avec des intermittences.

Le 8 octobre. T. matin, 38°2; soir, 37°8. P. matin, 112; soir, 120. Vomissements. Pouls petit, soif. Douleurs et coliques.

Le 9 octobre. Pas de vomissements depuis l'entrée de la nuit. Coliques. Soif. Pouls toujours petit. On enlève les mèches iodoformées, sans difficulté. Quelques douleurs. Le soir le ventre est très ballonné. Un peu de subdélirium.

T. matin, 37°8; soir, 36°8. P. matin, 108; soir, 128.

Le 10 octobre. Encore quelques vomissements le matin. Toujours un peu de subdélirium. Vin, cognac, bouillon.

T. matin, 37°4; soir, 37°6. P. matin, 118; soir, 120.

Le 11 octobre. Peu de subdélirium. Sommeil meilleur. Le pansement est défait. Il est un peu taché de noir. La température ne dépasse plus 38°. Le pouls se maintient désormais entre 90 et 110.

Le 12 octobre. Huile de ricin. Même état à peu près. Les jours suivants l'amélioration continue. La malade prend des potions alcooliques et toniques; elle ne souffre pas; elle est plutôt énervée.

Le 16. On enlève les points de suture. Le pansement est toujours taché de noir, il s'écoule par l'ouverture du liquide noirâtre.

Le 19. On retire une mèche de gaze iodoformée qui était restée dans la plaie. L'écoulement noirâtre s'arrête à partir de ce moment. L'amélioration continue et la malade peut partir à la fin du mois.

En date du 24 janvier 1889, une lettre de son médecin nous apprenait que la santé de cette malade était satisfaisante. La cicatrisation complète de la plaie s'est fait attendre. Elle a été retardée par trois abcès successifs survenus au niveau des points de suture en novembre et en décembre. Les deux derniers étaient placés autour du trajet fistuleux qu'occupaient les mèches et le drain. Ils se sont ouverts spontanément et le pus s'est écoulé par le drain maintenu toujours.

A la fin de décembre, la suppuration s'est considérablement amoindrie et le drain a pu être enlevé. L'orifice commençait à se fermer. Le ventre est à cette époque complètement insensible à la pression. Rien de suspect en aucun point. Santé générale parfaite. Embonpoint revenu. Appétit de meilleur aloi.

OBSERVATION XLIV

Prolapsus utérin. — Épisiorrhaphie. Succès partiel.

B... (Marguerite), cinquante-sept ans, entre le 2 février 1808, salle 9, lit 9. Rien de particulier à signaler dans les antécédents. Trois enfants. Prolapsus utérin remontant à douze ans au moins. Depuis quelques années la matrice sort complètement hors de la vulve. Coliques. Troubles de la miction.

Étant donné l'âge de la malade, on ne fait pas le cloisonnement du vagin, mais on ferme complétement l'orifice vulvaire par la suture des grandes lèvres. Une surface ovoïde est avivée de chaque côté et des fils d'argent en anse rapprochent les grandes lèvres et met les surfaces cruentées en contact. La réunion, qui paraissait faite, ne tient pas malgré le soin avec lequel sont faits les pansements et malgré l'immobilité que garde la malade. Mais la rétraction cicatricielle diminue notablement l'orifice, si bien que l'utérus ne franchit plus la vulve, d'où amélioration.

Observation XLV

Tumeur fibrocystique de l'utérus. Hystérectomie abdominale. Péritonite aiguë. Mort.

T... (Marguerite), quarante-quatre ans, entre à l'hôpital Saint-André, salle 9, lit 6, le 1er octobre 1888.

Rien à signaler dans les antécédents héréditaires.

Pas de maladie antérieure. Réglée normalement à quatorze ans. Menstruation régulière et normale. Il y a trois ans, sans cause connue, le ventre commence à grossir et on constate du liquide qui disparaît au bout de quelque temps et se reproduit plusieurs fois depuis cette époque. Rien d'anormal du côté de la menstruation. La santé est conservée. Pas de douleurs, seulement un peu de pesanteur dans le bas-ventre. La malade continue à vaquer à des occupations fatigantes, puisqu'elle était obligée de faire un certain nombre de kilomètres à pied tous les jours. Il y a six mois environ, le ventre recommence à augmenter de volume. Mais, cette fois, on ne constate pas d'ascite, et le gonflement augmente rapidement et progressivement jusqu'à acquérir le volume actuel. La menstruation se maintient normale, peut-être un peu plus abondante qu'auparavant; pas de pertes d'aucune sorte dans l'intervalle. Pas de douleur, seulement de la gêne causée par le poids du ventre.

Examen. — Le ventre est proéminent, la tuméfaction est régulière et fait immédiatement penser à un kyste de l'ovaire. Mais tout examen minutieux est impossible, car la malade, très excitable, est prise de spasmes nerveux chaque fois que l'on veut faire quelques investigations. Le toucher vaginal ne peut être fait à cause de la présence de la membrane hymen. Quoi qu'il en soit, le diagnostic de kyste de l'ovaire paraît possible, et la malade demandant à être délivrée de cette affection qui entrave ses occupations, M. le professeur Demons se décide à tenter une opération, en se réservant toutefois de pratiquer sous le chloroforme un examen préliminaire attentif.

En effet, le 10 octobre, après anesthésie chloroformique, M. Demons procède à la palpation méthodique de l'abdomen et est de suite frappé de la dureté et de la résistance qu'offre la tuméfaction.

Le doigt introduit avec précaution dans le vagin ne peut sentir le col de l'utérus. On sent au fond du vagin des parois molles. La sensation est celle que donne le toucher vaginal chez une femme au terme de la grossesse.

Une ponction exploratrice, faite avec un trocart capillaire de l'explorateur Dieulafoy, ne laisse ramener aucun liquide. Trois autres ponctions sont pratiquées et donnent le même résultat. Partout l'aiguille entre avec difficulté et parait pénétrer dans une masse dure, résistante. Diagnostic : fibrome utérin sous-péritonéal, et on décide de faire la laparotomie et l'ablation de la tumeur, si possible. Le cathétérisme et le lavage antiseptique préalable étant faits, M. le professeur Demons pratique une longue incision sur la ligne médiane et, la paroi abdominale étant écartée, on aperçoit une énorme tumeur rosée lisse, sans adhérence aucune et située exactement sur la ligne médiane. Le doigt, introduit le long de la tumeur, permet d'en reconnaître la nature. C'est l'utérus, considérablement développé. De chaque côté sont les ovaires paraissant normaux. La tumeur est peu à peu amenée en dehors de l'abdomen. Alors l'ablation de l'utérus tout entier paraissant impossible, M. Demons se décide à pratiquer l'hystérectomie partielle. Ligature élastique sur le pédicule utérin, au niveau du col. De longues broches sont passées pour éviter la rétraction et l'utérus est sectionné au-dessus de la ligature. On constate que l'on vient de sectionner une énorme tumeur fibreuse remplissant toute la cavité utérine et à laquelle sont accolées les parois utérines très hypertrophiées.

Restait à enlever la portion de la tumeur située au-dessous de la section et qui semblait plonger dans la cavité du col. Les ligaments larges, où rampent des vaisseaux excessivement dilatés, sont pris dans les mors de longues pinces et les parois utérines sont serrées dans tout le pourtour de la section avec des pinces plates. La ligature est alors desserrée et on décolle la portion du corps fibreux inclus à la partie inférieure de l'utérus. L'énucléation est très facile. La tumeur est incluse et non adhérente.

Les pinces qui enserrent les tissus au niveau de la section sont rapprochées et une nouvelle ligature élastique est passée au-dessous. Après avoir de nouveau passé deux broches pour empêcher tout glissement, les pinces sont retirées et le pédicule, ainsi lié, est attiré en dehors.

Toilette du péritoine. Suture au pourtour du moignon. Cinq sutures profondes au fil d'argent rapprochent les lèvres de l'incision. Sutures superficielles au crin de Florence. Pansement antiseptique de Lister. Poudre d'iodoforme sur le moignon.

La journée se passe sans incident. Pas de vomissements. Quelques douleurs.

Dans la nuit, quelques vomissements jaunâtres. Le soir, température, 37°2; pouls, 72.

Le lendemain, 11 octobre, la malade se plaint d'étouffements. Elle prétend ne pouvoir respirer. L'après-midi, quelques vomissements. Nuit agitée. T. matin, 37°8; soir, 38°6. P. matin, 76; soir, 80.

Le 12. Les étouffements persistent. Le ventre est ballonné. Les douleurs qui se sont accentuées pendant la nuit, augmentent d'intensité. Efforts constants de vomissement. Les matières rendues sont jaunâtres. M. Demons fait une ponction capillaire au niveau du creux épigastrique où paraît être le maximum du météorisme. On retire ainsi trente et une fois le contenu de la seringue Dieulafoy de gaz. La malade est soulagée et semble mieux. Mais le soir, les étouffements se montrent avec plus d'intensité. Les vomissements sont constants. T. matin et soir, 38° 2. Le pouls se maintient plein et régulier. Le matin, 96 pulsations. Nuit mauvaise. Vomissements constants. Les yeux s'excavent de plus en plus. Lividité de la face. Injection de morphine. Mort le 13 au matin.

L'autopsie, pratiquée le 14, montre les lésions de la péritonite aiguë généralisée. Les anses intestinales sont rouges, couvertes de fines arborisations vasculaires et légèrement adhérentes entre elles.

La tumeur enlevée et examinée aussitôt après l'opération, a montré que nous avions affaire à une tumeur fibrocystique; mais, chose remarquable, il était très facile de la séparer des parois utérines auxquelles elle n'adhérait que par un pédicule de deux centimètres de diamètre, prenant son insertion sur la paroi postérieure de la matrice, en son milieu. Il s'agissait là d'un fibrome contenu dans la cavité de l'utérus, qu'il remplissait tout entière et, chose curieuse, cette tumeur, dont le poids était de 7,500 grammes, n'avait jamais déterminé d'hémorragie ni d'écoulement d'aucune sorte par le vagin. Les parois de l'utérus étaient très hypertrophiées et mesuraient deux centimètres d'épaisseur environ.

OBSERVATION XLVI

Epithélioma du col de l'utérus. Grossesse. Accouchement. Hystérectomie vaginale. Guérison.

B... (Marie), vingt-sept ans, sans profession, entre à l'hôpital, salle 9, lit 23, le 25 octobre 1888.

Antécédents héréditaires. Rien du côté des ascendants. La malade a eu cinq enfants dont deux sont vivants.

Antécédents personnels : A marché à quatorze mois, a été réglée à quatorze ans, n'a jamais fait de maladies graves. Cinq grossesses normales ; au début de la cinquième, pertes de sang abondantes survenant jusqu'au quatrième mois, à l'époque des règles. A partir de cette époque le sang perdu était couleur chocolat et apparaissait de trois à cinq fois par mois ; puis enfin, tous les deux ou trois jours.

Le 15 juin, début des souffrances ; le 16, la malade entre à l'hôpital. A ce moment, par le toucher, on sent dans le vagin une grosseur mamelonnée de la grosseur d'un œuf de dinde et siégeant sur le côté droit du col. On la voit presque apparaître au niveau de la vulve. Douleurs régulières se succédant à quatre ou cinq minutes d'intervalle. Vers trois heures, accouchement spontané d'un enfant du sexe féminin pesant 3,350 grammes. Cet enfant, âgé de neuf mois, se présente normalement en occipito-iliaque gauche antérieure. La délivrance a lieu une demi-heure après l'accouchement. Pendant les tractions faites sur le cordon, la tumeur apparaît à la vulve. Le placenta normal s'insérait au fond de l'utérus. Les suites de couche furent régulières. La malade prit des injections au sublimé, mais on dut faire passer la canule derrière la tumeur, pour permettre aux injections d'atteindre l'utérus. Régression utérine régulière. Ventre non douloureux. État général satisfaisant. Le 20, le volume de la tumeur n'a pas diminué.

Deux mois après son accouchement, vers la fin du mois d'août, apparition des règles. Depuis ce moment jusqu'à l'opération, elles vinrent régulières, mais elles duraient huit jours et la perte de sang subie par la malade était plus abondante. Dans les intervalles de ses époques menstruelles, elle avait, d'une façon permanente, des pertes blanches très fétides, tachant fortement le linge. Depuis le début de sa grossesse jusqu'à l'époque de son opération, elle s'est toujours plainte de douleurs siégeant dans le bas-ventre et marquées surtout à droite.

A son entrée à l'hôpital, et quelques jours auparavant, on sentait par le toucher une tumeur friable du volume d'une mandarine, siégeant à la partie postérieure du col utérin et non adhérente, État général très bon.

Opération. Le diagnostic épithélioma ayant été posé et la tumeur n'envahissant pas le corps de l'utérus, étant de plus très nettement limitée, l'opération fut décidée pour le 21 novembre. La veille, un purgatif est administré. Avant l'opération la vessie est vidée par le cathétérisme. Lavage phéniqué du champ opératoire. L'utérus est saisi avec des pinces de Museux et abaissé. Incision des insertions antérieures de l'utérus. Le péritoine est soigneusement disséqué et préservé du contact de l'air, à l'aide d'éponges phéniquées tièdes, introduites profondément. L'utérus est ensuite détaché sur les côtés ; les trompes, les artères utérines et utéro-ovariennes sont liées au catgut ; mais les fils sont maintenus difficilement, d'où hémorragie assez considérable pendant le cours de l'opération. Pour l'arrêter on doit mettre onze pinces hémostatiques à demeure. Bientôt, l'utérus dégagé en haut et en arrière bascule, vient apparaître à l'orifice inférieur du vagin et est définitivement enlevé. La malade est restée deux heures environ sous le chloroforme. Le vagin est bourré de gaze iodoformée. L'utérus enlevé est assez volumineux. Il présente sur la lèvre postérieure une excroissance fongueuse du volume d'une mandarine. Cette tumeur friable, saignant facilement, est limitée à la lèvre postérieure du museau de tanche, sauf en arrière où elle empiète sur le parenchyme du col.

Pendant les premières heures, la malade ressent des envies fréquentes d'aller à la selle, dues sans doute aux tiraillements exercés par les pinces à demeure sur le rectum. Ces envies se calment dans l'après-midi. La malade prend de la limonade gazeuse, du champagne. Le soir, elle paraît très affaiblie et est très pâle. T. 36°8. P. 88.

Le lendemain, l'état général se relève un peu; rien de particulier à signaler. Ventre légèrement douloureux.

Coliques. T. matin, 37° 8; soir, 38°6. P. 94; soir, 96.

Le 23 novembre. On enlève les pinces à demeure. Pansement un peu souillé. Ventre légèrement ballonné. Douleurs légères dans la fosse iliaque droite. Dans la matinée, la malade a eu des vomissements verdâtres. Elle prend du bouillon, du lait. T. 38°4. P. 106. Le soir, température assez élevée. T. 39°. P. 108. Les douleurs du ventre augmentent. Envies de vomir fréquentes. Glace à l'intérieur. Pour la nuit, potion avec : extrait thébaïque, 5 centigrammes; sirop morphine, 20 milligrammes.

Le 24. Au matin la malade n'a pris qu'une cuillerée de sa potion. Elle a pu dormir un peu. Amélioration légère. Elle n'a pas vomi. Le soir elle se sent mieux, les douleurs abdominales ont bien diminué.

Le 25. État général bon. La malade a pu dormir sans potion calmante. Elle parle avec ses voisines et se sent, dit-elle, tout à fait bien. Encore quelques légères douleurs intermittentes dans le bas-ventre. Chute de la température. La malade, que l'on a dû sonder tous les jours depuis l'opération, accuse de la douleur quand on pratique le cathétérisme. Urines purulentes surtout à la fin. Le pansement fait ce jour est légèrement souillé. Lavage à l'eau boriquée tiède, sort un peu trouble.

Le 26. Les douleurs de ventre ont presque disparu. La malade a bien dormi. Lavage continué chaque jour. La malade urine seule.

Le 27. Faciès très bon. Eau du lavage toujours trouble, mais ne contient pas de débris sphacélés.

Le 28. Pansement souillé de débris de sphacèle. Rien dans l'eau du lavage.

Le 29. Toujours des débris sphacélés dans le pansement.

Le 1er décembre. Pour la première fois on trouve dans l'eau du lavage un débris sphacélé entier et un catgut. Le 30 novembre au soir, la température avait été assez élevée. On supprime les tampons de gaze iodoformée. On fait seulement trois lavages tièdes à l'eau boriquée.

Le 2. Toujours quelques débris noirâtres sur la ouate qui sert à nettoyer la vulve. Rien dans le liquide de l'injection.

Le 3. Trois débris sphacélés dans l'injection.

Le 4. Deux débris seulement.

Le 5 et le 6. On en trouve encore, puis on n'en rencontre plus. A partir de ce jour, la malade entre en convalescence. L'état général est aussi satisfaisant que possible. Le liquide des injections sort clair. La malade se lève le 8 décembre pendant deux heures et l'après-midi des jours suivants.

Vers le 19 décembre, époque à laquelle elle aurait dû avoir ses règles, elle n'observe absolument rien. Elle part guérie, le 11 janvier.

OBSERVATION XLVII

Épithélioma du corps de l'utérus. Hystérectomie vaginale. Guérison.

P... (Jeanne), cinquante-deux ans, couturière, entre le 18 août 1888. Antécédents héréditaires. Mère morte paralytique. Père, d'accident. Deux sœurs et deux frères bien portants. Rien à signaler dans les autres ascendants.

Antécédents personnels : Pas de maladie antérieure. Réglée à quinze ans. Mariée à dix-sept. Menstruation régulière. Trois enfants, deux fausses couches. Ménopause depuis sept ans.

Est malade depuis le mois de janvier 1887. A ce moment reste au lit quelque temps à la suite d'un refroidissement; puis s'aperçoit qu'elle perd de l'eau roussâtre avec un peu de sang, et depuis lors cet écoulement a toujours existé. Jamais d'odeur.

Au mois de novembre et décembre 1887, deux fortes pertes de sang à la suite desquelles elle fait appeler un médecin qui cautérise fortement le col.

En février, application de flèches de pâte de Canquoin qui font tomber tout le col de l'utérus. L'état général de cette femme est assez bon. Faiblesse. Coliques.

Hystérectomie vaginale le 16 avril. L'utérus est très difficilement abaissé à cause de l'absence de col. Extirpation sans incident. Deux pinces de Richelot laissées à demeure. Vagin rempli de bondonnets de gaze iodoformée.

Le soir. Rien de particulier. Quelques douleurs. Cathétérisme toutes les six heures. T. 37°6.

Le 27 avril. Nuit assez calme. Insomnie. Quelques vomissements verdâtres. Un peu de douleur à la pression hypogastrique. T. matin, 37°8 ; soir, 37°6.

Le 28. On enlève les pinces de Richelot. D'autres bondonnets de gaze iodoformée sont appliqués. Nuit assez bonne. La pression n'est pas trop douloureuse. T. matin, 39° ; soir, 38°7. P. matin, 100 ; soir, 98.

Le 29. Rien de particulier. Même état. T. matin, 38°8 ; soir, 39°2. Pouls matin, 100 ; soir, 92.

Le 30. Même état. La malade urine seule. T. matin, 38°8 ; soir, 39. Pouls matin, 88 ; soir, 94.

Le 1er mai. Élévation de température. Douleurs très vives au niveau du méat urinaire. Sueurs abondantes. T. matin, 37°4 ; soir, 39°4. Pouls, 98° ; soir, 96.

Le 2 mai. Le lavage ramène quelques débris de tissu cellulaire sphacélé. État assez bon. Pas de douleurs. Constipation. La température ne dépasse plus 38°. Le pouls est au-dessous de 90.

Le 3. Purgation, suivie de selles multiples et abondantes.

Les jours suivants, mêmes débris de tissu cellulaire sphacélé abondant. État général bon. Peu de douleurs. Appétit assez bon. Le 13, suppression des tampons vaginaux. La malade commence à se lever. Elle sort le 30 mai complètement guérie. La malade a été revue de temps à autre. L'état était excellent.

Observation XLVIII

Prolapsus de l'utérus. Hystérectomie vaginale. Épisiorrhaphie. Guérison.

B... (Françoise), cinquante-cinq ans, entre le 10 octobre 1888, salle 9, lit 11. Pas de maladie antérieure. Réglée à dix-sept ans normalement. Mariée à dix-neuf ans. Neuf enfants.

Au quatrième accouchement, neuf ans après, l'utérus est entraîné par les efforts de contraction en dehors de la vulve. A partir de ce moment, il sort constamment et constitue, quand la malade est debout, une tumeur grosse comme un œuf en dehors de la vulve. Métrorragies fréquentes. Cinq autres enfants cependant. Accouchements normaux. A toujours été bien réglée. Depuis un an, les règles venaient tous les quinze jours. Elles se sont arrêtées depuis trois mois. Depuis un an, le prolapsus avait beaucoup augmenté, et actuellement, quand la malade est debout, on voit sortir de la vulve une tumeur grande comme une tête d'enfant. Depuis longtemps, mais surtout depuis deux ans, cette femme souffre beaucoup. Digestions difficiles. Constipation opiniâtre. Marche très pénible. Elle était parfois obligée de s'arrêter et de réduire le prolapsus pour pouvoir continuer sa route.

Depuis un an, envies fréquentes d'uriner. Urine difficilement. Depuis cette époque, également, amaigrissement assez prononcé. Pas de douleurs dans les cuisses. Douleurs lombaires. Ventre très sensible et douloureux nécessitant l'emploi constant de cataplasmes.

Hystérectomie vaginale le 26 octobre. Après lavage antiseptique et cathétérisme de la vessie, les insertions du vagin sont sectionnées. Les ligaments larges sont liés en masse et sectionnés près de la ligature. Effusion de quelques gouttes de sang à peine. L'utérus est enlevé très facilement. Les lèvres de la plaie sont réunies par quatre sutures au catgut. Deux petits drains sont placés de chaque côté.

Les grandes lèvres sont avivées à leur face interne et mises en contact par des sutures en anse au fil d'argent. Le soir, quelques coliques, pas de vomissements. T. 37°1.

Le lendemain 27 octobre. Pouls plus fort. Quelques coliques, pas de vomissements. Un peu de ballonnement. Douleur à la pression uniformément répandue sur tout le ventre. T. 38°4. P. 80.

Le soir. Œdème de la grande lèvre droite. T. 38°6. P. 76.

Le 28. Même état. Œdème énorme de la grande lèvre droite. Coliques. Soif extrême.

Rien de particulier les jours suivants.

On enlève les drains le 31 octobre.

Le 2 novembre. On enlève les sutures des grandes lèvres qui n'ont pas tenu. On fait régulièrement les lavages antiseptiques matin et soir. La malade ne souffre pas. Quelques coliques à peine.

Elle commence à se lever le 17 novembre. Sort complètement guérie le 25.

Lorsqu'elle marche, il n'y a aucun affaissement du vagin. On sent au fond une cicatrice linéaire transversale, formant comme un petit col rudimentaire. La malade est bien, a pris de l'embonpoint, ne souffre en aucune façon. La vessie est bien en place et les mictions se font bien.

Tableau de la Température.

	matin.	soir.		matin.	soir.
26 octobre...	» » »	37°2	1 novembre.	» » »	38°8
27 — ...	38 2	38 4	2 —	38 2	38 6
28 — ...	38 »	38 1	3 —	37 6	36 2
29 — ...	38 2	38 »	4 —	36 6	37 4
30 — ...	37 6	38 5	5 —	36 6	36 7
31 — ...	38 3	38 4	6 —	37 »	36 8

12

Observation XLIX

Cystocèle vaginale. Opération de Jobert de Lamballe. Episioraphie. Guérison.

B... (Marie), soixante-cinq ans, ménagère, entre le 20 juin 1888. A eu dix enfants, dont deux jumeaux à quarante ans, et c'est alors qu'elle a commencé à souffrir de coliques et de pesanteur dans le bas-ventre. Les phénomènes se sont surtout accentués depuis huit ans, et cette femme se plaint de ne pouvoir vaquer à ses occupations. Elle souffre aussitôt et a des envies incessantes d'uriner.

Examen. — On trouve la paroi antérieure du vagin déprimée; on constate donc l'existence d'une cystocèle vaginale.

Opération le 5 juillet. Procédé de Lamballe. Pour donner un point d'appui on fait l'épisiorrhaphie, qui ne donne pas de résultat; mais la suture du vagin tient très bien et la malade part le 24 juillet.

Observation L.

Tumeur mélanique de la joue. Tache mélanique se déplaçant. Extirpation. Guérison.

N... (Justine), soixante-neuf ans, originaire de la Charente-Inférieure, entre à l'hôpital Saint-André le 31 mars 1888, salle 9, lit 9, service de M. le professeur Demons.

Antécédents héréditaires. — Aucun renseignement. Tous les ascendants morts de vieillesse ou de maladies aiguës.

Antécédents personnels. — Pas de maladie antérieure, si ce n'est quelques attaques de rhumatisme.

Vers l'âge de trente-cinq ans, apparaît une petite tache brunâtre semblable à un signe et située à la partie inférieure de la tumeur actuelle. Cette tache a augmenté peu à peu d'étendue en remontant vers l'œil, et, chose remarquable, cet accroissement n'était pas uniforme, mais irrégulier dans sa marche et tantôt la tache avançait dans un sens, tantôt dans un autre, en se retirant sur d'autres points, de manière à affecter des formes diverses. Ceci est un fait bien précis dans les affirmations de la malade, qui ne paraît pas vouloir nous induire en erreur; nous citerons comme caractéristique ce fait qu'à un moment la tache ressemblait à une personne avec une tête et des prolongements figurant les quatre membres, ressemblance telle que les commères du pays croyaient à un sortilège jeté sur leur voisine!

Quoi qu'il en soit, il y avait là une tache unique, pas aussi noire que celle que l'on voit actuellement. Ceci dura jusqu'au mois de mars 1887. A ce moment apparut, environ au point central de la tumeur actuelle, une petite élévation, une sorte de verrue, qui, cautérisée à plusieurs reprises, reparut bientôt et alla toujours en augmentant. Chose curieuse, à mesure que cette tumeur se développait, la tache brune diminuait d'étendue pour se cantonner à la partie supérieure. Là, sa coloration s'est accentuée et a pris la couleur noire que l'on voit à présent. Un autre vestige de la grande tache primitive se rencontre un peu plus bas, sous forme d'un petit point marron, représenté en *e* dans la figure ci-jointe.

On trouve donc actuellement une tache de forme irrégulière, située à un demi-centimètre du bord libre de la paupière inférieure, d'une coloration noire, limitée en bas par une bordure de quelques millimètres de largeur, moins foncée et offrant une couleur marron. Cette partie claire descend à la partie externe, vers le bord de la tumeur mélanique dont nous parlerons tout à l'heure; elle semble avoir été produite par l'attouchement d'un caustique qui aurait attaqué la couleur primitive. Il nous a été donné de constater, pendant le séjour de la malade dans le service, qu'il s'agissait là d'une véritable résorption pigmentaire; nous avons pu, en portant notre attention sur certains points, suivre jour par jour la décoloration progressive. Ce qui nous a paru confirmer les affirmations de la malade, quand elle nous disait que la tache avait diminué de plus en plus, à mesure que la tumeur augmentait. Cette résorption du pigment mélanique est fort remarquable et nous ne croyons pas que ce fait ait été constaté antérieurement.

Au-dessous de cette tache principale, on rencontre une autre petite tache brunâtre de trois millimètres environ de diamètre. Ce serait un vestige de la grande tache primitive qui s'étendait jusque-là, au dire de la malade. Enfin, plus bas, se trouve une tumeur de la grosseur d'une noix environ, ulcérée et peu colorée. Elle ne paraît pas adhérer aux parties profondes, car des mouvements en divers sens peuvent lui être imprimés facilement. Enfin, dans la région saine, située entre la tache supérieure, la tumeur et le petit point sus-mentionné, région qui aurait été noire primitivement, la peau ne paraît pas avoir sa couleur normale; elle semble décolorée et légèrement estompée de bleu.

Pas de douleurs, si ce n'est quelques élancements au niveau de la tumeur.

Santé générale conservée. Pas d'amaigrissement appréciable. Pas d'engorgement ganglionnaire.

L'extirpation est pratiquée le 12 avril. Deux incisions courbes circonscrivent la tumeur, qui est énucléée facilement. Les deux lèvres de la plaie sont rapprochées et réunies par des sutures au crin. Les taches mélaniques sont profondément cautérisées au thermocautère. La cicatrisation se fait sans incident et la malade quitte l'hôpital parfaitement guérie, le 6 mai 1888.

A la coupe, la tumeur qui, à l'extérieur, nous avait paru peu colorée, offre, au contraire, une teinte fortement mélanique. L'examen histologique, pratiqué par M. le professeur agrégé Denucé, a montré qu'il s'agissait là de sarcome mélanique type.

Note complémentaire. — Restait à connaître ce qui adviendrait de l'intervention chirurgicale et si la guérison, paraissant complète au moment de la sortie de cette femme, serait durable, ou si, suivant la règle, la récidive ou la généralisation ne se ferait pas attendre. Aussi, avons-nous prié M. le Dr Dupond (de Braud), qui avait envoyé cette femme, de vouloir bien nous donner quelques renseignements à cet égard, et je ne puis mieux faire que de reproduire sa lettre, datée du 24 octobre, c'est-à-dire plus de six mois après l'opération.

« Depuis son retour, la femme N... n'a ressenti aucune douleur dans la joue gauche. A l'heure actuelle, la place opératoire est parfaitement cicatrisée et la cicatrice n'a présenté rien d'anormal. Il existe seulement un gonflement de la région sous-maxillaire du côté gauche. La glande sous-maxillaire offre le volume d'une grosse noisette : elle est insensible à la pression et roule sous le doigt. Il y a à peu près quatre mois que cette femme s'est aperçue par hasard de cette tuméfaction. A ce moment, elle a eu, dit-elle, la sensation d'une piqûre de mouche; elle a porté vivement la main et a constaté qu'il existait du gonflement; mais elle croit qu'il pouvait en être ainsi depuis plus longtemps, mais qu'elle n'avait pas eu l'occasion de remarquer cette particularité. En somme, la femme N... ne ressent aucune douleur et vaque, comme par le passé, à ses travaux habituels... »

Telle est, en résumé, cette observation remarquable de tache mélanique se déplaçant, puis se résorbant à mesure que se développe une tumeur mélanique qui, une fois opérée, ne récidive pas, contrairement à ce qui se passe d'habitude.

Nous suivrons de loin en loin cette malade et nous surveillerons l'évolution de cet empâtement sous-maxillaire, qui ne paraît pas être, au moins jusqu'à présent, un noyau mélanique, de manière à compléter notre travail, s'il y a lieu.

OBSERVATION LI

Sarcome de la région sus-claviculaire. Ablation. Guérison.

D..... (Anna), vingt ans, entre le 22 novembre 1887, salle 9, lit 19, pour une tumeur qu'elle porte au niveau de la région latérale droite du cou.

Antécédents héréditaires. Enfant naturelle, ne connaît pas son père. Mère vivante. Un frère bien portant.

Antécédents personnels. Pas de maladie antérieure. Santé générale assez bonne. A l'âge de dix ans, apparaît dans le creux sus-claviculaire une grosseur qui augmente peu à peu et d'une façon continue jusqu'à l'époque actuelle.

On voit en effet sur la partie latérale droite du cou une tumeur du volume d'une tête de fœtus ne déterminant et n'ayant jamais déterminé de douleur. Cependant depuis quelque temps, quand elle est couchée, elle éprouve des élancements au niveau de l'omoplate. Cette tumeur a une forme assez régulièrement ovoïde et présente une extrémité légèrement acuminée. La peau a sa couleur normale : elle est tendue et très légèrement violacée au niveau de la partie saillante de la tumeur. Sur la face antérieure on voit nettement se dessiner une veine : c'est la jugulaire externe dilatée et déviée. La base de la tumeur correspond en haut au tissu supérieur du cou. En avant elle s'arrête au niveau du muscle sterno-cléido mastoïdien dont on ne perçoit plus le chef claviculaire. En bas elle correspond au bord inférieur de la clavicule. Elle s'arrête à deux centimètres de l'extrémité externe de cet os. En arrière elle s'arrête au niveau du trapèze. Cette tumeur est dure, ne présentant pas de bosselure, sauf quelques nodosités à la base. Vers la partie acuminée on perçoit très nettement de la fluctuation : la peau est tendue à ce niveau. La partie moyenne de la clavicule disparaît sous la tumeur sans qu'on puisse savoir s'il y a adhérence. La tumeur est peu mobile et semble s'implanter fortement dans les parties profondes.

Aucune gêne dans l'articulation scapulo-humérale. Fourmillements fréquents et engourdissements du bras droit. Sensations de contact, de température conservées. La sensibilité à la piqûre ne paraît pas émoussée. La mensuration des deux membres supérieurs donne une diminution à peine sensible dans le volume du membre droit. Les mains sont sensiblement semblables.

Les pulsations radiale et cubitale sont considérablement affaiblies du côté droit. La pulsation radiale est à peine perceptible.

La palpation de la tumeur est douloureuse, surtout à la partie proéminente où la douleur est très vive. Du côté de la face on constate une bouffissure du côté droit, surtout perceptible dans toute la région comprise dans l'espace limité par l'arcade zygomatique et une ligne allant à l'aile du nez en bas et s'étendant jusqu'à la région sourcilière. Les paupières sont œdématiées et l'œil paraît plus petit.

A la vue, on constate une dépression de la fosse temporale, et au toucher on constate que cette région est plus excavée que celle du côté opposé. A la partie supérieure de cette fosse, au niveau des deux tiers externes du sourcil il y a une dépression très manifeste de l'arcade sourcilière.

Du côté de la tête, céphalalgie, quelquefois battements douloureux, pas de vertige. Vision égale des deux côtés. Ouïe bonne également des deux côtés. Sensibilité à la piqûre conservée sur toute la face, de même qu'autour et sur la tumeur. Pas de ganglions cervicaux maxillaires. Dynamomètre M. S. D. 24. M. S. G. 22.

L'ablation de la tumeur est pratiquée le 14 décembre 1887. Incision verticale de 14 centimètres. Section des divers plans superficiels. La tumeur apparait sillonnée de grosses veines. A sa surface rampent les nerfs du plexus brachial sous forme de cordons aplatis. Ils sont écartés à droite et à gauche. Section de l'un d'eux qui est ensuite suturé. La tumeur est encapsulée, son pédicule est très petit. L'extraction de la tumeur est assez facile. On résèque ensuite la poche. Hémostase minutieuse. Drainage, sutures à la soie.

Le soir, la malade est engourdie. Cauchemars. T. 37°8.

Le 15. Face rouge. Côté droit œdematié. Souffre de la tête. Main engourdie. T. matin, 39°4; soir, 39°.

Le 16. OEdème moindre du côté de la face. L'engourdissement de la main persiste. Pas de douleur au niveau de la plaie. Pansement. T. matin, 39°2 soir, 39°4.

Le 17. Quelques tiraillements au niveau de la plaie. La main est toujours engourdie. T. 38°4.

Les jours suivants, même état. La température se maintient inférieure à 39°. La plaie va bien; les points de suture sont enlevés. Il y a toujours des fourmillements dans le membre.

Le 31. Le drain est définitivement supprimé. Quelques bourgeons exubérants le long de la suture sont réprimés au nitrate d'argent. Il y a un peu de gonflement de la région. Cette tuméfaction augmente peu à peu jusqu'au 9 janvier, au point de faire craindre une récidive. Cependant elle disparait graduellement les jours suivants; les douleurs, les fourmillements dans le bras disparaissent. La sensibilité est normale partout. La malade sort guérie le 1er février 1888.

OBSERVATION LII

Pied bot varus bilatéral. Astragalectomie double.

S... (Adeline), vingt et un ans, tailleuse, entre à l'hôpital Saint-André, salle 9, lit 5, le 7 novembre.

Bien conformée. Rien dans les antécédents. A l'âge de sept ans, fièvre typhoïde très grave, qui a amené une rétraction et une déformation des deux pieds. Cette déformation a toujours été en s'accentuant, de sorte qu'actuellement la face plantaire regarde presque complètement en haut. La malade n'éprouve pas de douleur, mais de la fatigue à la moindre marche, qui est du reste difficile et donne lieu à des oscillations alternatives du tronc.

Le pied gauche est complètement déjeté en dedans. La face plantaire regarde franchement en dedans. La face externe est aplatie, élargie, et on remarque un cal triangulaire où repose le pied. Le pied droit est encore plus déjeté. La face plantaire regarde en dedans et en haut ; même cal triangulaire plus élargi et ne s'étendant en avant que jusqu'à la moitié environ du cinquième métatarsien.

La peau des deux jambes est rugueuse, rougeâtre. Le bord interne du pied gauche a presque complètement disparu et ne forme plus qu'un léger relief, le séparant de la partie inférieure de la jambe.

Cet effacement est encore plus grand à droite, où la face plantaire se continue directement avec la jambe.

Le redressement du pied est absolument impossible.

Le 30 novembre. Tentative de cure, qui ne peut être opérée que par l'ablation des deux astragales.

Incision du pied gauche à la partie externe, large de neuf centimètres et passant par la saillie astragalienne. Séparation de l'astragale des parties voisines, faite avec la rugine.

Os sésamoïde de la grosseur d'une petite noisette dans le ligament latéral externe.

Même marche pour le pied droit. Os sésamoïde également dans le ligament latéral externe.

Les pieds sont redressés et maintenus par un appareil plâtré. Hémostase facile. Sutures à la soie. Drains, pansement phéniqué.

Le soir, douleurs très vives. Potion avec morphine. Injection sous-cutanée de morphine. Les douleurs persistent les jours suivants. Pas de sommeil.

Le 3 décembre. Le pansement est défait. Rien d'anormal. La plaie a bon aspect. Le soir, les douleurs deviennent plus vives. Chloral. Extrait thébaïque donné sans résultat.

Un peu de détente les jours suivants.

Le 6. Le pansement est défait ; il existe un peu de gonflement. Un peu de pus s'écoule par le drain. Le soir, les douleurs se réveillent aussi intenses.

Le 9. Pansement, on enlève les points de suture. La malade se sent un peu soulagée.

Le 11. Élévation considérable de la température, qui atteint 40°6. La face est rouge, les traits tirés.

Le 12. Rougeur érysipélateuse au niveau de la face antérieure de la cuisse droite.

Le 13. Rougeur moins considérable. La fièvre est un peu moins forte.

Toujours beaucoup de fatigue. Douleurs sourdes dans les deux jambes.

Le 14. État de prostration très grand. La malade s'endort, même en prenant de la nourriture. Diarrhée. On cesse le chloral.

Le 17. Plus de diarrhée; même état de torpeur. La plaie est couverte d'une couenne grisâtre; elle est largement désunie et béante, surtout à la jambe gauche. La rougeur de la cuisse est descendue à la jambe. Délire le soir.

Les jours suivants, l'état ne présente rien de particulier; la plaie suppure abondamment. La malade prend une teinte subictérique, qui s'accentue de plus en plus. Elle ne veut prendre que du bouillon et du lait. Pas de sommeil. Injection de morphine. Cachets de quinquina en poudre.

Le 23. On retire l'appareil plâtré du côté droit. L'état de la plaie est très mauvais; vaste décollement de la peau. Fusées purulentes dans toutes les directions. Les plaies ne bourgeonnent pas. Elles sont recouvertes d'une couenne grisâtre, qu'on badigeonne au chlorure de zinc sans résultat.

Le délire augmente de plus en plus. Eschare au sacrum. OEdème de la cuisse gauche. Le délire devient presque constant. État général de plus en plus mauvais.

Mort le 9 janvier 1888.

Observation LIII

Luxation de la hanche en haut. Réduction. Guérison. (Observation résumée. Voir *Journal de Médecine de Bordeaux*.)

B... (Armand), cultivateur, trente-huit ans, est apporté à l'hôpital le 20 octobre 1888, et placé salle 18, lit 18.

Il raconte que le 8 octobre, poussé par un bœuf qu'il ramenait à l'étable, il tombe sur le côté gauche et est traîné par la corde avec laquelle il tenait l'animal et qui s'est enroulée autour de la jambe. Il reste ainsi étendu sur le sol et ne peut se relever. La jambe gauche est en adduction forcée, étendue sur la jambe droite, le pied complètement renversé en dedans.

Le médecin appelé cherche à replacer le membre dans sa situation normale et exerce des tractions en même temps que des mouvements de rotation en dehors. La déformation change alors d'aspect et devient ce que nous allons décrire. Gonflement énorme. Ecchymose légère.

Examen du malade. L'épine iliaque antéro-supérieure gauche est plus élevée que l'autre.

Toute la région de la hanche gauche est plus élevée. Pli de l'aine effacé à gauche. Hanche plus arrondie, raccourcie. Fesse globuleuse, pli fessier augmenté. Cuisse comme tassée. Membre inférieur gauche raccourci. Grand trochanter gauche situé à sept centimètres plus haut que le trochanter droit. La distance des malléoles est de sept centimètres. Le talon ne peut être élevé du lit; le genou peut être légèrement fléchi. Abduction et adduction nulles. La flexion de la cuisse provoquée n'est pas douloureuse. Pas de trouble de la sensibilité.

Le membre supérieur est situé dans une légère rotation en dehors. La pointe du pied est un peu déjetée en dehors. La tête du fémur peut être sentie immédiatement en arrière de l'épine iliaque antérieure et supérieure. Elle est donc remontée directement au-dessus de la cavité cotyloïde. C'est une luxation en haut.

Le 26 octobre, la réduction est tentée après chloroformisation du malade. Elle est obtenue par la manœuvre suivante : Deux aides tirant fortement sur le membre, une vive pression est exercée sur le grand trochanter, pendant que le bassin est poussé en sens contraire. On recommence cette manœuvre plusieurs fois et la tête du fémur descend de plus en plus, jusqu'à rentrer dans la cavité cotyloïde.

Immobilisation des membres inférieurs.

Le malade peut faire quelques mouvements au bout de douze jours. Le vingtième, il demande à sortir, quoique ne pouvant pas encore marcher.

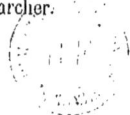

TABLE DES MATIÈRES

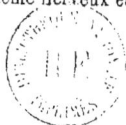

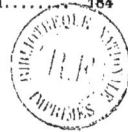

Bordeaux. — Imp. G. GOUNOUILHOU, rue Guiraude, 11.

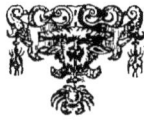

www.ingramcontent.com/pod-product-compliance
Lightning Source LLC
Chambersburg PA
CBHW060606210326
41519CB00014B/3579